Dorsaf Makhlouf
Nahla Kechiche Sahnoun
Lassaad Sahnoun

Sequestro pulmonar em crianças

Dorsaf Makhlouf
Nahla Kechiche Sahnoun
Lassaad Sahnoun

Sequestro pulmonar em crianças

Malformação broncopulmonar

ScienciaScripts

Imprint

Cover image: www.ingimage.com

This book is a translation from the original published under ISBN 978-620-6-72218-2.

Publisher:
Sciencia Scripts
is a trademark of
Dodo Books Indian Ocean Ltd. and OmniScriptum S.R.L publishing group

120 High Road, East Finchley, London, N2 9ED, United Kingdom
Str. Armeneasca 28/1, office 1, Chisinau MD-2012, Republic of Moldova, Europe
Printed at: see last page
ISBN: 978-620-8-19863-3

Conteúdo

1 INTRODUÇÃO

O sequestro pulmonar (SP) é uma malformação broncopulmonar que corresponde a um segmento do pulmão que não comunica com a árvore traqueobrônquica e tem vascularização arterial sistémica [1,2]. O termo sequestro foi introduzido por Pryce em 1946 e é derivado do latim sequestrae, que significa "separar" [3,4].

É uma condição rara, representando 0,15-6,5% das malformações pulmonares [2,5,6].

Existem dois tipos de seqüestros pulmonares [7,8]:

- SIL: 75%.
- SEL: 25% DE DESCONTO

Apesar do desenvolvimento de técnicas de diagnóstico pré-natal e pós-natal, a EM continua a colocar uma série de problemas:

- A etiopatogenia permanece obscura.
- Os sinais clínicos e radiológicos são variáveis e inespecíficos, podendo ser responsáveis por erros de diagnóstico e terapêuticos.
- O tratamento terapêutico, tanto pré-natal como pós-natal, continua a ser controverso.
- A existência de uma série de formas híbridas é uma surpresa que complica ainda mais a etiopatogenia, a evolução clínica e o tratamento.

Isso demonstra o valor do nosso estudo na descrição dos fatores clínicos e radiológicos que possibilitam o diagnóstico de seqüestro pulmonar.

Os objectivos deste trabalho são :

- Esclarecer os aspectos embriológicos, etiopatológicos e anatomopatológicos do sequestro pulmonar,
- estudar as caraterísticas epidemiológicas e clínicas,
- explicar os elementos do diagnóstico radiológico,
- comparar os diagnósticos sugeridos pela imagiologia com os resultados do exame anatomopatológico,
- discutir as diferentes abordagens à cirurgia de sequestro pulmonar em crianças,
- e discutir os problemas de diagnóstico que podem surgir com outras doenças congénitas ou adquiridas.

2 MATERIAIS E MÉTODOS

Este trabalho baseia-se num estudo descritivo retrospetivo de 16 observações de sequestros pulmonares tratados no departamento de cirurgia pediátrica do Hospital Fattouma Bourguiba em Monastir. Estas observações foram recolhidas durante um período de 29 anos, de janeiro de 1990 a dezembro de 2019.

O diagnóstico positivo foi confirmado pelos achados anatomopatológicos.

Foi elaborada uma ficha de recolha de dados que incluía dados epidemiológicos, clínicos, paraclínicos, terapêuticos e de desenvolvimento.

- anexo 1). A informação foi recolhida dos registos hospitalares e dos relatórios operatórios e patológicos.

Os doentes foram chamados para discutir a sua evolução a longo prazo e fazer uma radiografia ao tórax.

Observação 1:

Lactente (T.F), 1 ano e meio de idade; sexo masculino, nascido a termo por cesariana de um parto não consanguíneo. A mãe tinha tido 7 gravidezes: 3 paridas e 4 abortos. A gravidez evoluiu normalmente. A ecografia obstétrica às 16 semanas de gestação revelou imagens pulmonares císticas sugestivas de malformação adenomatóide cística do pulmão esquerdo, sem impacto no crescimento pulmonar ou fetal.

Ao nascimento, o exame físico era normal; Apgar: 9/10, PN: 3kg400, não foram registados sintomas respiratórios.

Aquando da admissão, a entrevista não revelou antecedentes patológicos e não foram tomados medicamentos durante a gravidez.

O exame físico era normal, sem anomalias no exame pulmonar.

A radiografia do tórax mostrou uma condensação pulmonar basi-torácica esquerda com hipertrofia compensatória do pulmão direito.

A tomografia computorizada torácica (figura 1) mostrou uma massa irregular no lobo inferior esquerdo com um componente de tecido duplo de realce homogéneo e uma massa quística formada por três macrocistos com dimensões que variavam entre 12 e 16 mm. A massa media 36 x 24 mm axialmente e estendia-se até 32 mm em altura. Havia também uma condensação parenquimatosa póstero-basal esquerda contendo um broncograma aéreo e vascularizada por uma artéria sistémica com origem na parede lateral esquerda da aorta torácica descendente e medindo 5 mm de diâmetro.

O diagnóstico foi de malformação adenomatóide cística correspondente à massa lobar inferior esquerda associada a sequestro pulmonar intra-lobar posterobasal.

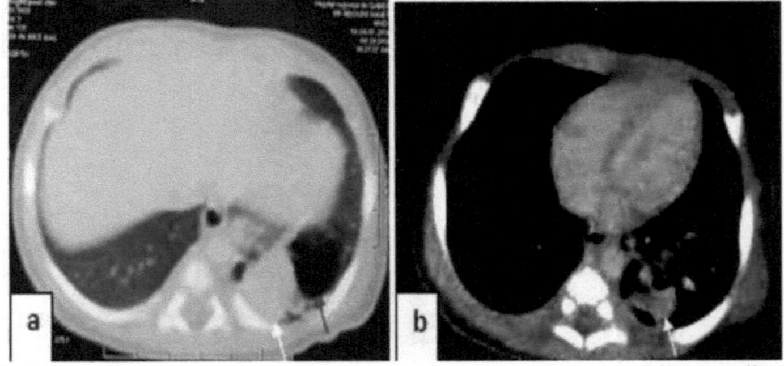

Fig.1(a,b): TC torácica em corte axial em janela parenquimatosa (a) e mediastínica (b) mostrando a massa quística póstero-basal esquerda (seta vermelha) e a condensação parenquimatosa no seu contacto (seta branca) vascularizada por uma artéria proveniente da aorta torácica (seta verde).

O bebé foi operado por toracoscopia. [eme]Um primeiro trocarte de 5 mm foi inserido abaixo da escápula, na intersecção entre a linha axilar anterior e o 5º espaço intercostal. Foi criado um pneumatórax por insuflação de CO2 (pressão de 8 milímetros de mercúrio). Dois outros trocartes operatórios de 5 mm foram colocados em triangulação e atrás da linha axilar. A exploração intra-operatória revelou múltiplas aderências entre o lobo inferior esquerdo e a parede torácica. A dissecção destas aderências revelou uma artéria proveniente da aorta descendente e que vascularizava o sequestro pulmonar. A tentativa de electrosecção desta artéria falhou, com hemorragia incontrolável, pelo que se optou por uma toracotomia. Procedeu-se à ligadura vascular. Foi efectuada lobectomia inferior esquerda, com sequestro e colocação de dreno torácico. A evolução pós-operatória foi simples. O dreno torácico foi retirado aos 3 dias de pós-operatório. O doente teve alta ao fim de cinco dias. O exame histológico mostrou bolsas císticas revestidas por epitélio colunar pseudo-estratificado ciliado. O vaso sistémico era do tipo arterial. Isto era consistente com um sequestro pulmonar intra-lobar associado a uma malformação cística adenomatóide do pulmão.

A evolução pós-operatória foi simples, sem sintomas respiratórios. O seguimento foi de 4 anos.

Observação 2:

Um bebé do sexo masculino (B.C.), com 45 dias de idade, diagnosticado no período pré-natal com um derrame pleural esquerdo de grandes dimensões, nasceu de parto cesariano de uma mãe primípara. O paciente foi internado imediatamente após o nascimento por dificuldade respiratória relacionada com o derrame pleural esquerdo, necessitando de ventilação mecânica durante 10 dias.

A radiografia de tórax mostrava opacidade aquosa cobrindo toda a hemicâmara pulmonar esquerda, com compressão do mediastino (Figura 2).

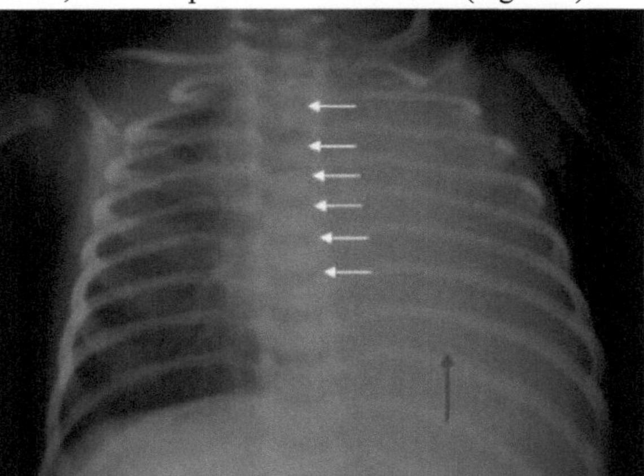

Fig.2: Radiografia frontal do tórax: derrame pleural esquerdo de grandes dimensões (seta

vermelha) com refluxo do mediastino para o lado contralateral (setas brancas).

A punção pleural inicial revelou líquido sero-hemático, com retorno do pulmão à parede, conforme se observa na radiografia de tórax. No entanto, a revolução foi marcada pela recidiva e agravamento do derrame pleural esquerdo, levando a um estado de angústia respiratória permanente.
Uma segunda punção pleural produziu um líquido gelatinoso.
Suspeitou-se de uma malformação broncopulmonar, apesar de a ecografia torácica e a tomografia computorizada não terem revelado uma imagem quística com a presença de uma pleura fechada, o que indicava uma exploração toracoscópica.
O exame intra-operatório revelou um derrame pleural esquerdo de grandes dimensões, com um aspeto amarelo-limão e algumas aderências soltas. Havia também uma massa parenquimatosa basal esquerda independente do pulmão. Decidiu-se fazer uma toracotomia. O tecido pulmonar era extra-lobar e estava vascularizado por um grande vaso sistémico com origem no pulmão esquerdo. abdominal (Figura 3). Optou-se pela ligadura da artéria de alimentação com exérese do seqüestro pulmonar. Finalmente, a cavidade pleural foi drenada com sonda N°12, que foi retirada com 5 dias de pós-operatório.

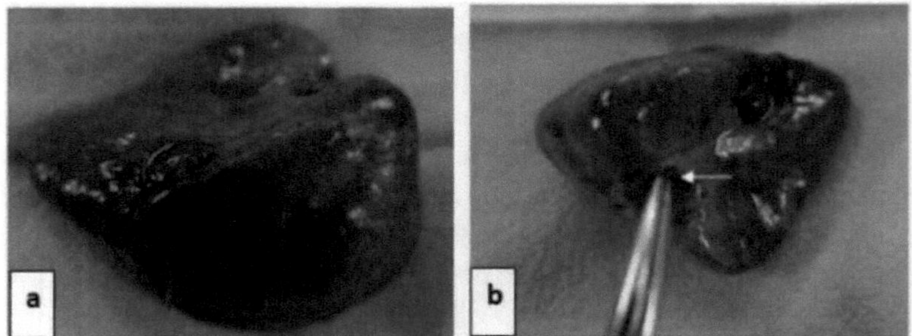

Fig.3: Peça operatória de sequestrectomia mostrando o vaso sistémico seguro pela pinça (seta)

A evolução pós-operatória foi simples. O exame histológico confirmou o diagnóstico, mostrando tecido pulmonar rico em estruturas bronquiolares e vasos do tipo arterial. Este aspeto era compatível com o diagnóstico de sequestro extra-lobar. A criança evoluiu bem, com bom estado respiratório. O seguimento é de 17 anos.

Observação 3:

Criança do sexo feminino (B.K), 1 mês de idade, nascida a termo de mãe primípara. Foi realizada ecografia morfológica aos 21 dias de gestação, que mostrou uma massa mediastínica hiperecogénica, localizada anteriormente e em

contacto com a aorta ascendente e posteriormente ao creur, inicialmente sugestiva de teratoma do mediastino médio.
Ao nascimento, o exame físico era normal. A radiografia de tórax revelou opacidade mediastinal posterior na região retro-cardíaca (Figura 4).

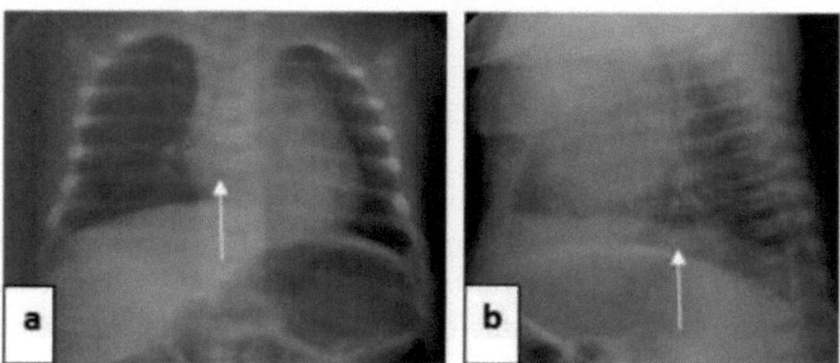

Fig.4(a,b): Radiografia de tórax frontal (a) e lateral (b) mostrando opacidade do mediastino posterior (setas brancas).

Uma angioscan torácica efectuada aos 20 dias de idade mostrou uma formação de tecido mediastínico médio lateral direito com contornos nítidos, medindo 24*19*14mm. A massa apresentava acentuado realce, discretamente heterogénea, sem calcificações e sem componente gordo ou necrótico. Era alimentada por uma artéria sistémica com origem no tronco creilíaco e que se estendia para o tórax através do ligamento triangular direito do pulmão. A drenagem venosa era efectuada por uma veia que desembocava no tronco espleno-mesárico. O aspeto do exame era principalmente sugestivo de seqüestro pulmonar extra-lobar direito.
O bebé foi operado por toracoscopia. A exploração revelou uma formação rosada coberta por uma pleura mediastínica limpa com vascularização própria, sugestiva de sequestro pulmonar extra-lobar. O pedículo vascular foi electrocoagulado e ligado. A peça cirúrgica foi extraída através da porta do trocarte. O exame anatomopatológico confirmou o diagnóstico de sequestro extra-lobar. A evolução pós-operatória foi simples. O dreno torácico foi retirado aos 4 dias de pós-operatório. O doente encontra-se bem, sem sinais respiratórios. O seguimento é de 7 anos.

Comentário nº 4:

Bebé do sexo feminino (K.S.), com 45 dias de vida, com antecedentes de prematuridade de 33 semanas de amenorreia e um peso neonatal de 2650 gramas, tendo sido hospitalizado à nascença por dificuldades respiratórias neonatais que necessitaram de ventilação mecânica.
A RM fetal realizada aos 30 dias de gestação mostrou uma malformação lobar inferior direita associada a um derrame pleural homolateral sugestivo de

sequestro intra-lobar ou malformação adenomatóide quística. A ecografia morfológica subsequente mostrou um agravamento do derrame pleural homolateral com o aparecimento de um pequeno derrame peritoneal.

A ecografia torácica realizada no 1º dia de vida mostrou um derrame pleural direito livre de grandes dimensões com múltiplas lesões quísticas pulmonares basais direitas associadas a hipertrofia de todo o pulmão direito. Após punção do derrame, o mesmo recidivou (Figura 5), sendo necessária a colocação de dreno pleural esquerdo, que permaneceu por 6 dias. A ecografia cardíaca não apresentava alterações. Foi pedida uma angioscan torácica, que mostrou um derrame pleural direito de grandes dimensões, com o mediastino a recuar para o lado contralateral (Figura 6). Havia também uma massa intra-torácica direita, localizada entre o lobo inferior direito e a cúpula diafragmática homolateral, medindo 34 x 43 x 30mm. Esta massa era vascularizada por uma artéria sistémica proveniente da porção terminal da aorta torácica descendente.

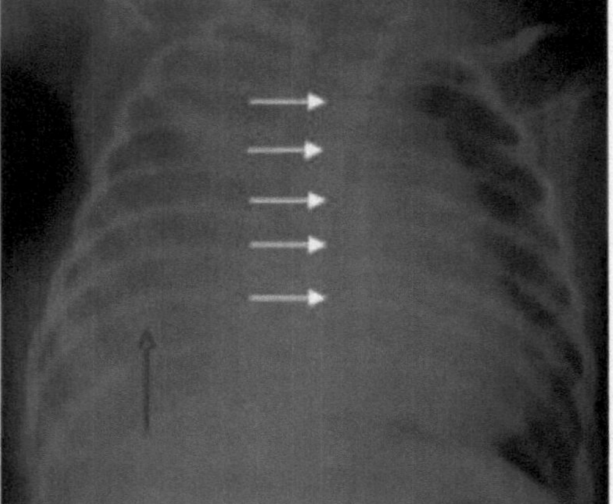

Fig.5: Radiografia frontal do tórax: derrame pleural direito de grandes dimensões (seta vermelha) com o mediastino deslocado para o lado contralateral (setas brancas).

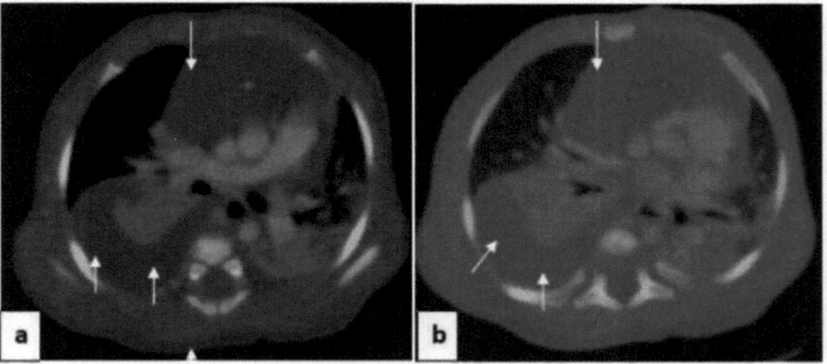

Fig.6(a,b): TAC torácica em corte axial nas janelas do mediastino (a) e do parênquima (b) mostrando um derrame pleural direito de grandes dimensões (setas brancas) com desvio do mediastino para a esquerda (setas vermelhas).

eme O bebé foi submetido a uma toracotomia direita no 5° espaço intercostal. A exploração revelou múltiplas aderências pleurais, particularmente no lobo inferior direito. Havia também uma formação parenquimatosa basi-torácica direita, independente do pulmão, coberta pela sua própria pleura e vascularizada por uma artéria proveniente da aorta torácica. Tratava-se de um sequestro extra-lobar direito (Figura 7). Optou-se então pela sequestrectomia com colocação de dreno torácico.

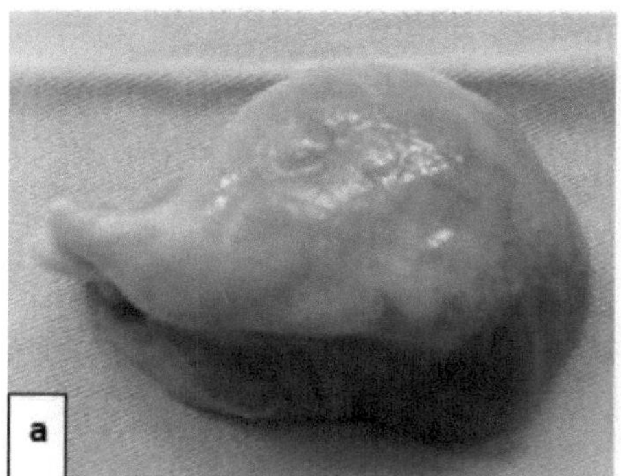

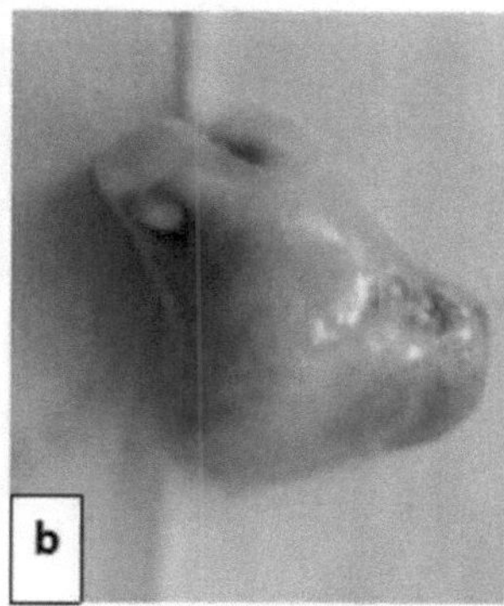

Fig.7: Parte operatória da sequestrectomia

Ao ser seccionada, a peça cirúrgica tinha um aspeto esponjoso, medindo 4,5 cm de diâmetro.

Na histologia, os vasos identificados na amostra eram do tipo arterial. O parênquima pulmonar apresentava dilatação dos bronquíolos e dos lúmens alveolares, que em alguns locais continham macrófagos.

Esta lesão era consistente com sequestro pulmonar extra-lobar direito.

A evolução pós-operatória foi simples. O tubo torácico foi retirado aos 3 dias de pós-operatório. O doente está a evoluir bem, sem problemas respiratórios. O seguimento é de 2 anos.

Observação 5:

NRS (B.M), sexo feminino, 6 meses de idade, de uma gravidez normal, com antecedentes de um episódio de broncoalveolite tratado em ambulatório com boa evolução, apresentou uma semana antes da consulta tosse e dispneia evoluindo num contexto febril.

Na auscultação pulmonar, os murmúrios vesiculares estavam diminuídos à direita.

[3]Os exames biológicos revelaram uma hiperleucocitose de 11.700/mm e uma PCR de 34 mg/ml.

A radiografia do tórax mostrava uma grande opacidade escavada com um nível hidroaéreo que ocupava todo o campo pulmonar direito.

Uma TAC torácica mostrou uma volumosa coleção de líquido no hemitórax direito, medindo 100x60x80mm, com uma parede limpa que se elevou após a injeção de contraste. Esta coleção tinha um brônquio de drenagem (brônquio lobar inferior direito). Exercia um efeito de massa significativo, empurrando para trás o mediastino e o parênquima pulmonar direito. [eme] Além disso, havia uma formação cística de 2 fluidos, homogénea, unilocular, no mediastino posterior, com parede fina, medindo 30 mm de comprimento (Figura 8,9).

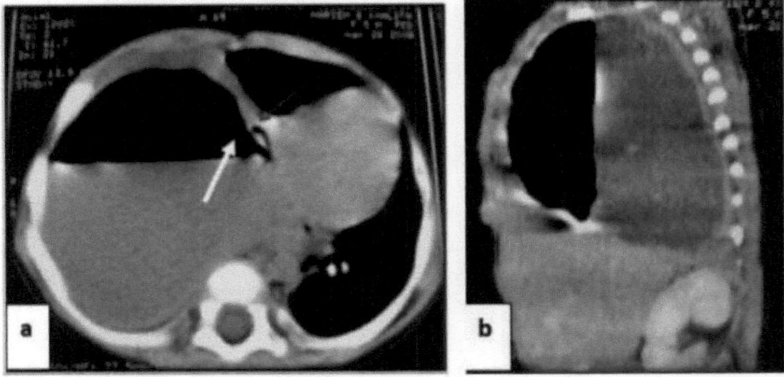

Fig.8(a,b): TC de tórax mostrando uma coleção hidro-aénica no tórax direito (setas brancas) com brônquio de drenagem (seta vermelha).

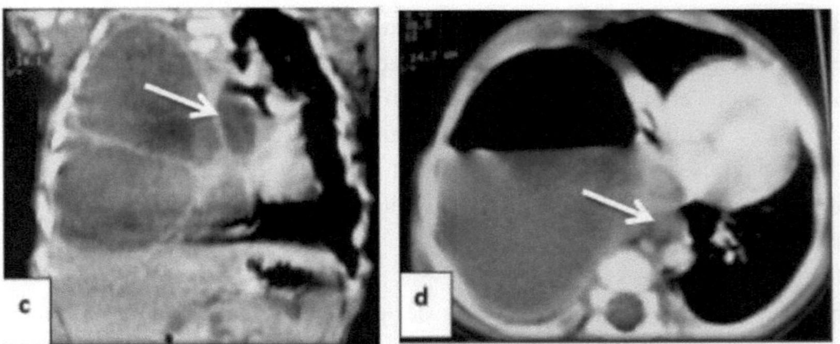

Fig.9(a,b): Tomografia computorizada do tórax mostrando uma massa quística mediastínica posterior (setas brancas).

A criança foi medicada com antibiótico intravenoso. Foi efectuado um controlo radiográfico 15 dias depois, que mostrou o esvaziamento completo da coleção hidroaéreo, que foi substituída por uma volumosa clara ocupando todo o campo pulmonar direito (Figura 10).

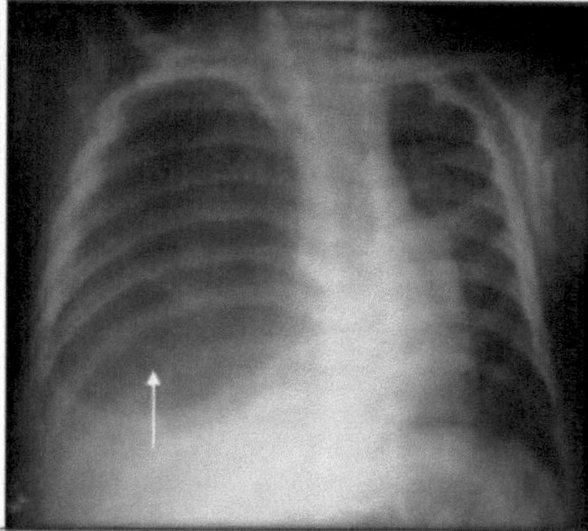

Fig.10: Radiografia frontal do tórax mostrando um clart^ volumoso do campo pulmonar do h6mi- direito (seta branca)

Suspeitou-se de uma malformação broncopulmonar e foi planeado um tratamento cirúrgico.

O exame intra-operatório revelou um lobo inferior direito com uma formação quística, cujo aspeto macroscópico ë inicialmente sugeria uma malformação adenomatóide cística pulmonar macrocística. Noutros locais, a exploração revelou uma massa parenquimatosa basal direita independente do pulmão, sugestiva de sequestro pulmonar extra-lobar direito alimentado por uma artéria sistémica, e uma outra formação quística no mediastino posterior não comunicante com o esófago ë sugestiva de quisto broncogénico (figura n°11). A criança foi submetida a uma lobectomia inferior direita, ressecção do sequestro pulmonar e do quisto broncogénico mediastínico.

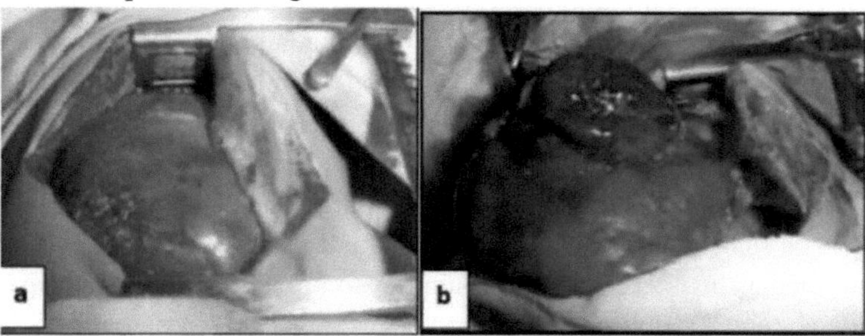

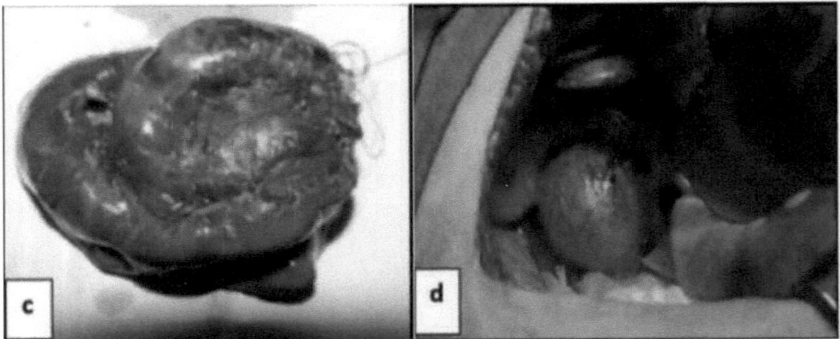

Fig.11(a,b,c,d): (a,b): Aspeto intra-operatório / c: Peça de lobectomia para MAKP do lobo inferior direito / d: Cisto broncogénico mediastinal e sequestro extra-lobar

O pós-operatório foi simples, com a remoção do dreno torácico no D11 pós-operatório, e o bebé foi entregue aos pais no dia seguinte. A radiografia de tórax aquando da alta mostrava uma boa expansão pulmonar (Figura 12).

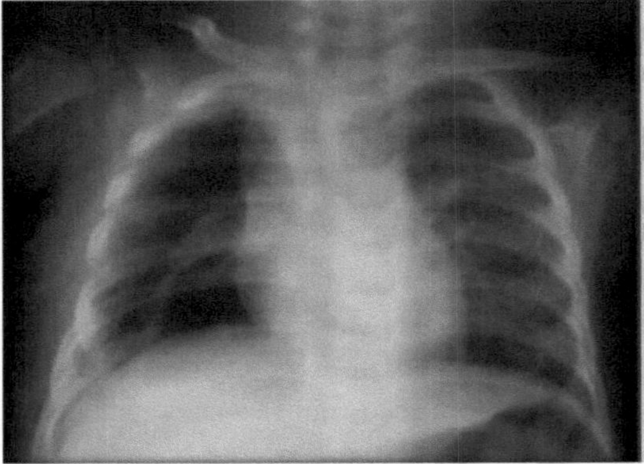

Fig.12: Controlo radiológico pós-operatório: boa expansão pulmonar

Histologicamente, foram colhidas várias amostras que mostraram que a parede da formação parenquimatosa quística era constituída por tecido fibroso rodeado por tecido de granulação rico em neovasos e um infiltrado inflamatório polimorfo. Numa única amostra, a parede cística parecia estar revestida por epitélio respiratório. Esta formação quística poderia corresponder quer a um quisto abcedado cuja parede estava parcialmente epitelizada, provavelmente na sequência da sua comunicação com um bronquíolo, quer a um MAKP de tipo I.
O quisto mediastínico correspondia a um quisto broncogénico. A sua parede era revestida por epitélio do tipo respiratório.
A terceira amostra correspondia a sequestro pulmonar extra-lobar.
Tinha a forma de um lóbulo pulmonar, medindo 40 x 30 x 10 mm, de cor acinzentada na secção e com um lúmen vascular de 4 mm de diâmetro.

Histologicamente, a amostra continha numerosos quistos de tamanho variável. O tecido intersticial apresentava um abundante infiltrado linfocítico e de células plasmáticas, bem como vários vasos arteriais. Este aspeto histopatológico era consistente com um sequestro do pulmão direito associado a uma malformação adenomatóide de tipo I e a um quisto do intestino primário.

O seguimento foi de 12 anos. No último controlo clínico, o doente estava assintomático e a radiografia de tórax de seguimento não apresentava anomalias.

Comentário 6:

NRS (M.M), sexo masculino, 19 meses de idade, que se apresentou 2 meses antes do internamento com broncoalveolite, tratada com antibióticos.

A radiografia do tórax mostrou uma opacidade retro-cardíaca esquerda.

O exame radiológico após 15 dias de tratamento com antibióticos mostrou o seguinte

persistência da mesma imagem (figura 13) .

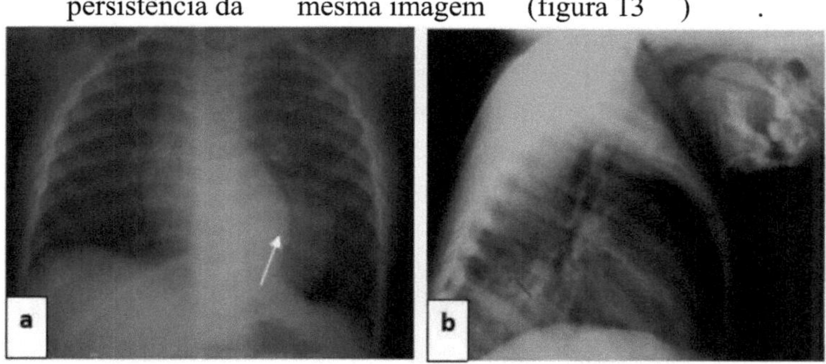

Fig.13(a,b): Radiografia de tórax, de frente (a) e de perfil (b), mostrando opacidade retrocardíaca esquerda (seta branca) com preenchimento do espaço livre retrocardíaco (seta vermelha).

A tomografia computorizada torácica (figura 14) mostrou uma formação quística na calha costo-vertebral esquerda com estreito contacto com o resófago, sugestiva de quisto broncogénico, quisto pleuro-pericárdico ou duplicação resofágica.

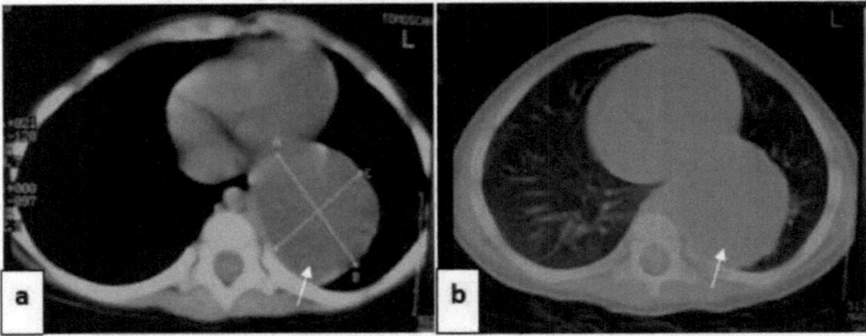

Fig.14(a,b): TC de tórax em janela mediastínica (a) e pulmonar (b) mostrando uma imagem quística a nível do costo-vertebral esquerdo (setas brancas).

A criança foi submetida a uma cirurgia toracoscópica. A exploração revelou uma massa mediastínica esquerda em estreito contacto com o resófago, tendo a punção produzido um líquido amarelo-limão. Dada a dificuldade da dissecção toracoscópica, optou-se pela conversão para toracotomia. A dissecção meticulosa libertou uma massa intimamente aderente ao esófago e aos nervos pneumogástricos direito e esquerdo e alimentada por um adenoma sistémico. A drenagem foi assegurada por dois drenos torácicos. O pós-operatório decorreu sem problemas e o bebé foi entregue aos pais aos 5 dias de pós-operatório, após a remoção dos 2 drenos.

O exame macroscópico revelou um quisto acastanhado de paredes finas com 40 mm de diâmetro. Histologicamente, a parede do quisto era revestida por epitélio que se encontrava frequentemente desgastado. Quando preservado, assumia um aspeto cilíndrico ou cúbico, basófilo, escamoso e, nalguns locais, um aspeto mucinoso. Este epitélio era suportado por um tecido conjuntivo denso, pouco celular, que em algumas zonas incluía uma faixa de tecido muscular liso. Nalgumas zonas, existiam cavidades que se assemelhavam muito a tubos brônquicos, uma vez que eram revestidas por epitélio de tipo respiratório. Estas cavidades estavam rodeadas por feixes de células musculares lisas com focos cartilagíneos e glândulas acinares seromucosas de tipo brônquico. Estavam associadas a estruturas que lembravam os alvéolos pulmonares.

O exame anatomopatológico concluiu que a malformação broncopulmonar tinha o aspeto de um sequestro extra-lobar. Neste local encontrava-se um quisto do intestino primitivo com um aspeto intermédio entre um quisto broncogénico e uma duplicação resofágica.

O doente evoluiu favoravelmente. A radiografia torácica de seguimento não revelou anomalias. O seguimento foi de 15 anos.

Comentário 7:

NRS (B.M), de 9 meses de idade, do sexo masculino, nasceu de parto vaginal, de uma mãe primigesta e primípara. A gravidez decorreu normalmente.

A ecografia obstétrica aos 16 dias de gestação mostrou uma massa hiperecogénica no hemitórax esquerdo. A RM fetal (Figura 15) foi realizada aos 23 dias de gestação e mostrou parênquima pulmonar T2 hipersinal no hemitórax esquerdo, com identificação de estrutura vascular proveniente da aorta torácica e desvio do mediastino para o lado contralateral. Além disso, o lobo superior esquerdo e o pulmão direito eram normais. Este aspeto era sugestivo de sequestro pulmonar.

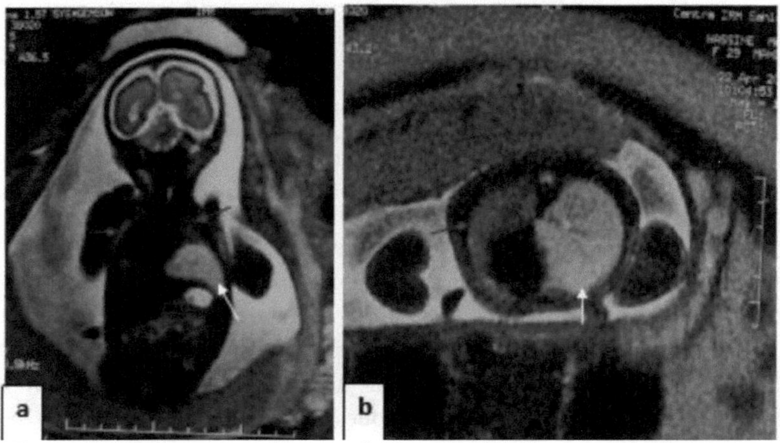

Fig.15(a,b): RM fetal em cortes T2 coronal (a) e T2 axial (b) mostrando hipersinal no lobo inferior esquerdo (setas brancas) com sinal normal no lobo superior esquerdo e no campo pulmonar direito (setas vermelhas).

O bebé nasceu a termo por parto vaginal. Ao nascimento, Apgar: 9/10; PN: 3kg 500. O exame clínico revelou um sopro sistólico associado a estreitamento pulmonar valvular pós-natal.

Para além disso, verificou-se uma diminuição dos murmúrios vesiculares do lado esquerdo em relação à malformação broncopulmonar diagnosticada no período pré-natal.

O resto do exame foi normal.

A radiografia de tórax (Figura 16) mostrava uma condensação do parênquima inferior esquerdo.

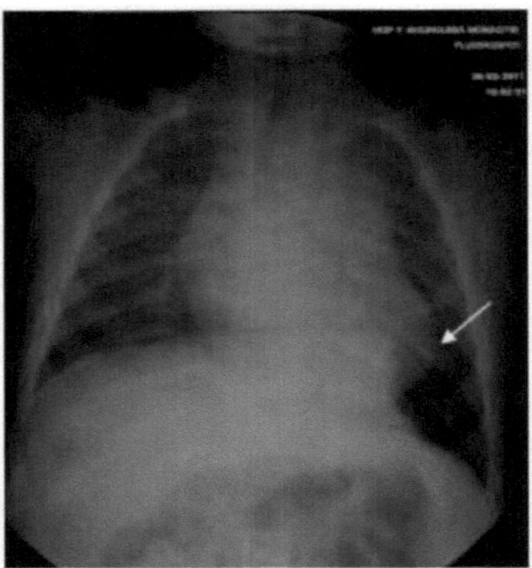

Fig.16: Radiografia torácica frontal mostrando condensação do parênquima inferior esquerdo (seta branca)

A ecografia Doppler transtorácica confirmou a presença de uma artéria proveniente da aorta torácica e dirigindo-se para o sequestro.

Uma TAC torácica (figura 17) realizada aos 2 meses de idade revelou uma condensação parenquimatosa alimentada por um ramo arterial com origem na aorta torácica descendente e drenada por um ramo da veia pulmonar inferior esquerda. Este facto é consistente com sequestro pulmonar intra-lobar.

Dado o elevado risco anestésico que o doente apresentava, foi decidido operar a sua cardiopatia congénita e programar uma cirurgia a frio para a sua malformação broncopulmonar.

Aos 5 meses de idade, foi submetido a valvuloplastia pulmonar percutânea.

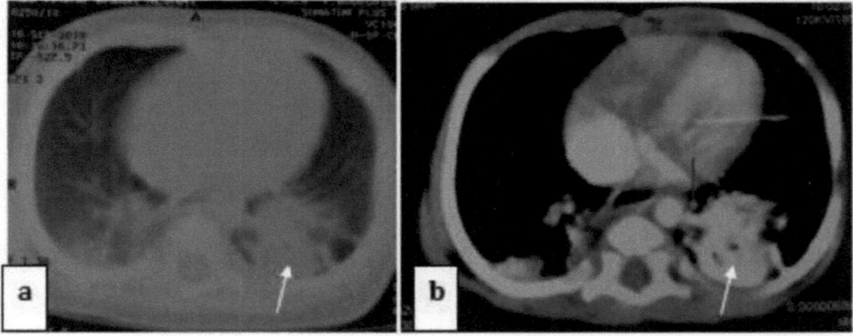

Fig.17(a,b): TC torácica em corte axial nas janelas parenquimatosa (a) e mediastínica (b) mostrando condensação parenquimatosa esquerda pós-ro-basal (setas brancas) com visualização do vaso alimentador originário da parede lateral esquerda da aorta torácica (seta vermelha).

Aos 9 meses de idade, o bebé foi submetido a uma cirurgia para a sua malformação broncopulmonar. Foi efectuada uma toracotomia póstero-lateral esquerda. A exploração intra-operatória revelou uma formação de rosácea lobar inferior esquerda, vascularizada por três artérias sistémicas com origem na aorta torácica. O sangue venoso desta formação pulmonar era drenado pela veia pulmonar inferior esquerda (Figura 18). Este aspeto era sugestivo de seqüestro pulmonar intra-lobar. Após ligadura vascular, foi realizada lobectomia inferior esquerda para retirada do seqüestro e colocação de dreno torácico nº 20.

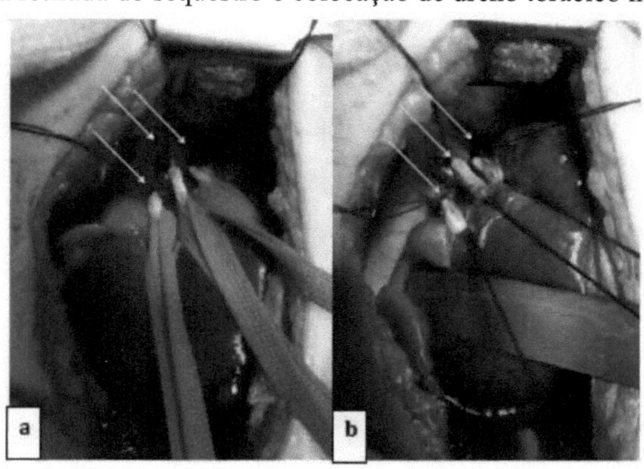

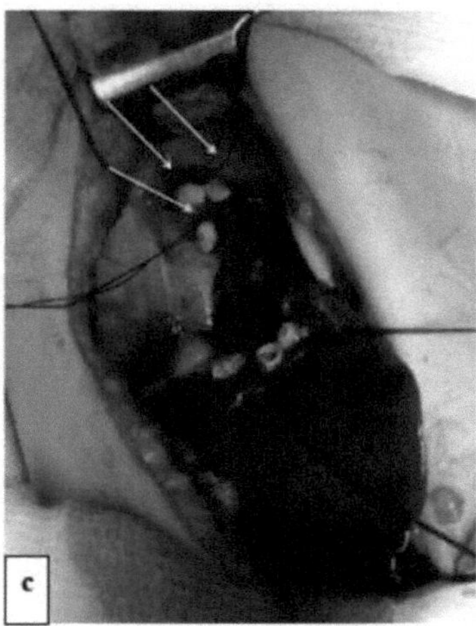

Fig.18(a,b,c): Aspeto intra-operatório de um sequestro lobar inferior esquerdo alimentado por três artérias sistémicas provenientes da aorta torácica (setas brancas).

O exame macroscópico (Figura 19) mostrou uma amostra medindo 9 cm de altura e 3,7 cm de espessura. Na secção, o parênquima apresentava uma aparência hemorrágica na parte periférica da amostra.

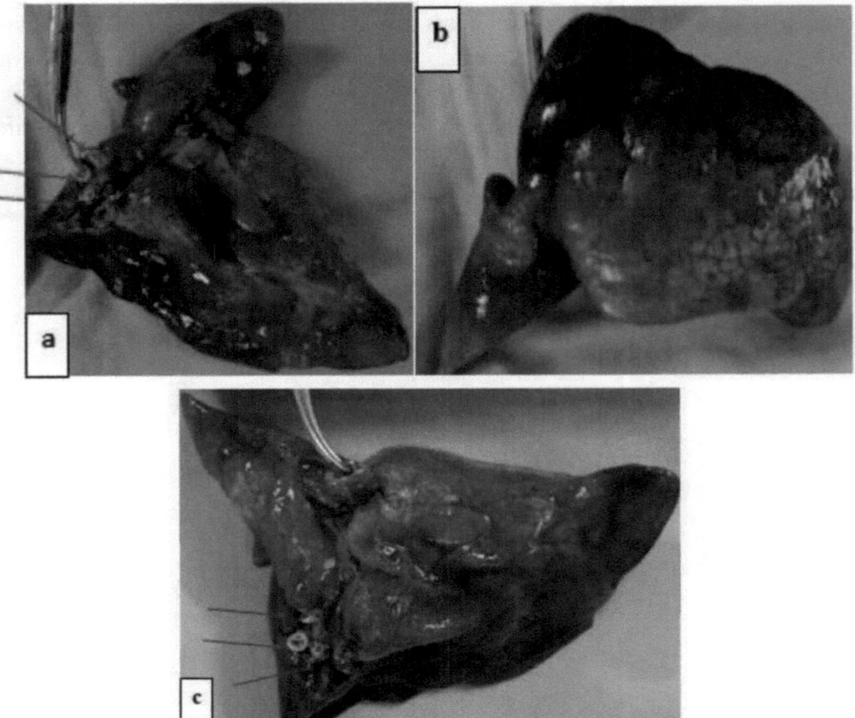

Fig19(a,b,c): Aspeto macroscópico da peça operatória: lobo inferior esquerdo com aspeto hemorrágico e presença de três vasos sistémicos (corados).

O estudo histológico concluiu pela existência de sequestro intra-lobar, evidenciando a presença de múltiplos vasos de tipo arterial, por vezes tortuosos. O parênquima apresentava dilatação dos bronquíolos e dos lúmens alveolares. O tecido pulmonar do sequestro distinguia-se do parênquima do lobo inferior persistente pela ausência de dilatação alveolar.

A evolução pós-operatória foi simples. O tubo torácico foi retirado aos 3 dias de pós-operatório. O bebé foi entregue aos pais no 5º dia de pós-operatório. O resultado foi favorável, com boa expansão do parênquima pulmonar, conforme avaliado na radiografia de tórax (Figura 20).

A criança não desenvolveu broncopneumopatia após 9 anos.

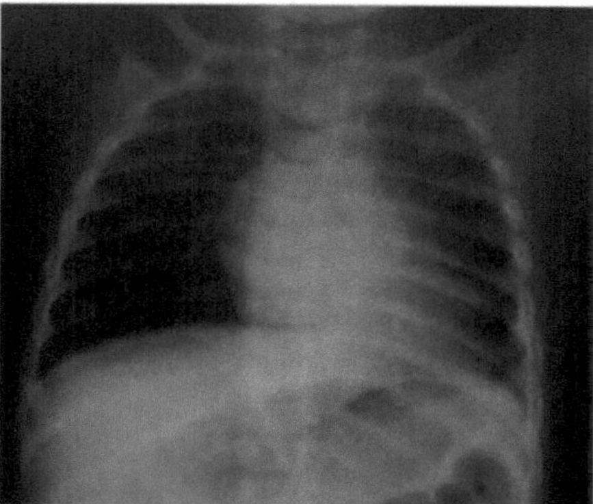

Fig.20: Radiografia de tórax com 1 ano de pós-operatório mostrando boa expansão do pulmão esquerdo sem condensação parenquimatosa significativa.

Comentário 8:

Lactente do sexo feminino (M.S), de 3 anos de idade, com broncopneumonia recorrente e dispneia desde o 1 ano de idade, evoluindo num contexto febril. A radiografia do tórax mostrava uma opacidade heterogénea escavada ocupando a metade inferior do campo pulmonar direito (Figura 21).

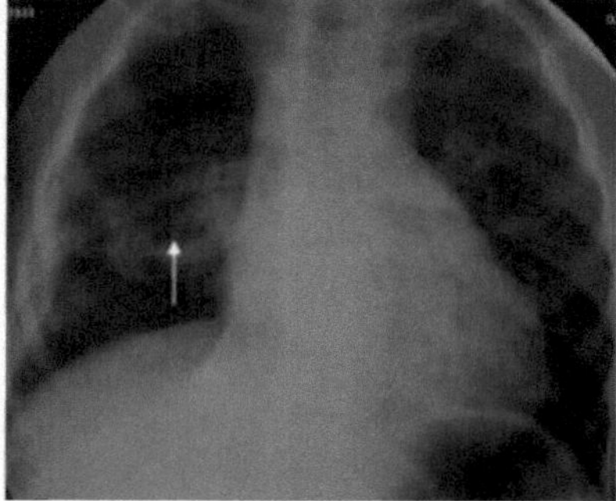

Fig.21: Radiografia frontal do tórax mostrando uma hëtërogëne excavëe lobar opacitC infërieure direita (seta branca)

A tomografia computorizada torácica mostrou opacidades multiloculadas com conteúdo líquido e áurico no lobo interior direito com colapso dos lobos supra e médio homolaterais, levando ao diagnóstico de MAKP superinfectado à direita. emeA criança foi operada através de uma toracotomia póstero-lateral direita, ao nível do 5º espaço intercostal. A exploração intra-operatória revelou um vaso sistémico de origem subfrénica, proveniente da aorta abdominal e que vascularizava o lobo inferior direito, rectificando o diagnóstico de sequestro pulmonar intra-lobar. Após ligadura vascular, foi efectuada lobectomia inferior direita com colocação de dreno torácico nº24.

O exame histológico mostrou logettes císticos revestidos por um pseudo-estratificado cilíndrico ëpithëlium. Entre essas logettes havia um tecido fibroso de densidade variável contendo células musculares lisas. O vaso sistémico era do tipo arterial. Isto era consistente com uma sequestração pulmonar intra-lobar associada a uma malformação cística adënomatoide do pulmão.

A evolução pós-operatória foi simples, tendo o dreno sido retirado aos 4 dias de pós-operatório. A radiografia de tórax pós-operatória (figura 22) mostrou uma boa expansão do pulmão direito. A criança encontra-se bem e o seu seguimento é de 12 anos.

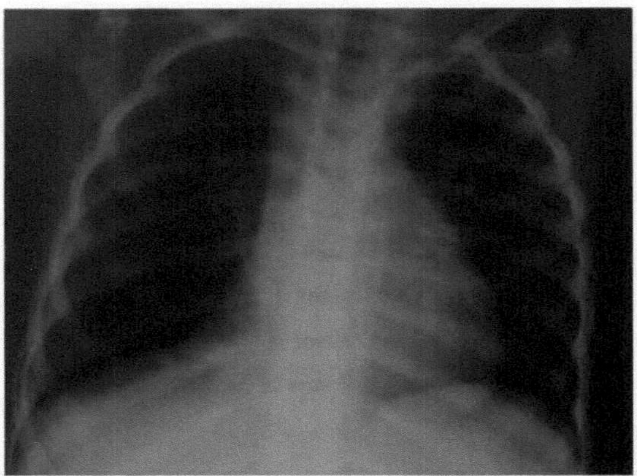

Fig.22: Radiografia do tórax efectuada 1 ano após a cirurgia, mostrando uma boa expansão pulmonar direita

Observação 9:

Criança do sexo masculino (D.A), com 10 anos de idade, operada há 4 meses a uma apendicite aguda. A exploração intra-operatória revelou um apêndice saudável e o estudo anatomopatológico não revelou anomalias histológicas.

A evolução pós-operatória imediata foi marcada pelo aparecimento de dificuldade respiratória aguda. Na auscultação, havia silêncio auscultatório da hemicâmara pulmonar esquerda com desvio dos sons cardíacos para a direita. A radiografia do tórax mostrava um desvio do mediastino para a direita com a presença de uma clara digestiva intra-torácica esquerda. A TAC torácica revelou uma hérnia diafragmática esquerda contendo o estômago, que estava aumentado. A exploração intra-operatória confirmou a presença de uma hérnia diafragmática esquerda sem saco herniário, com um vólvulo do estômago. Além disso, foi descoberta uma formação pulmonar na parte medial do defeito diafragmático, vascularizada por uma artéria sistémica (Figura 23). O procedimento cirúrgico envolveu a redução do conteúdo da hérnia, a detorsão e fixação do estômago, o encerramento do defeito diafragmático e a remoção do tecido pulmonar aberrante.

O pós-operatório decorreu sem problemas.

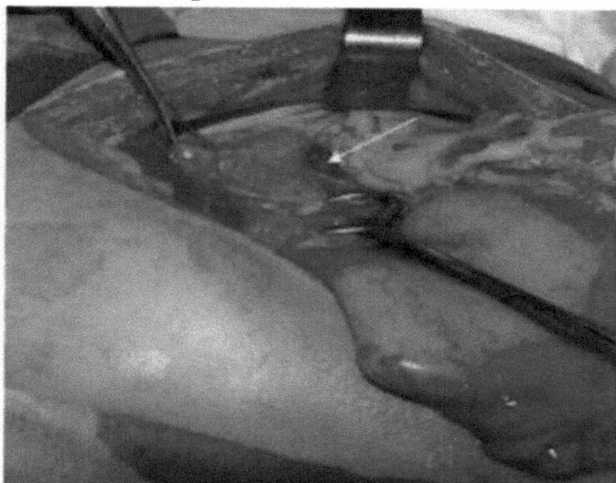

Fig.23: Aspeto intra-operatório mostrando sequestro associado a hérnia diafragmática (setas)

Macroscopicamente, o espécime era de cor acinzentada, medindo 35 x 30 mm, com duas formações císticas na periferia.

Histologicamente, a massa era formada por tecido pseudo-glandular, com estruturas ductais revestidas por tecido cilíndrico. Este facto é consistente com um sequestro pulmonar extra-lobar formado por tecido pseudo-glandular.

A evolução posterior foi favorável. A criança não teve complicações broncopulmonares. O seguimento foi de 10 anos.

Comentário 10:

Um bebé do sexo feminino (L.M) nasceu de parto vaginal a termo de uma mãe G3P2. A gravidez foi normal. À nascença, o recém-nascido estava assintomático. Aos 3 meses de idade, o bebé apresentou dispneia e tosse produtiva. O exame revelou uma diminuição dos murmúrios vesiculares à esquerda, com um desvio dos sons cardíacos para a direita. A radiografia de tórax mostrava a presença de tubo digestivo no hemicampo pulmonar esquerdo, empurrando o creur e a traqueia para a direita. Foi sugerido o diagnóstico de herniação da cúpula diafragmática esquerda. O bebé foi submetido a uma cirurgia toracoscópica. Na exploração, havia um saco herniário na parte anterior da cúpula diafragmática esquerda, contendo alças intestinais. Após a ressecção do saco herniário, a exploração intra-operatória revelou tecido pulmonar esquerdo extra-lobar, de localização pósteroinferior, com 2,5 cm de comprimento e vascularizado por uma artéria sistémica. Decidiu-se fechar o defeito diafragmático e remover esta formação extra-lobar. O exame anatomopatológico confirmou o diagnóstico de sequestro pulmonar extra-lobar.

No entanto, o bebé foi operado aos 6 meses de idade devido a recorrência da hérnia diafragmática por laparotomia subcostal esquerda. A evolução pós-operatória foi simples. A radiografia torácica de seguimento mostrou uma boa expansão pulmonar (figura 24). O seguimento foi de 7 anos.

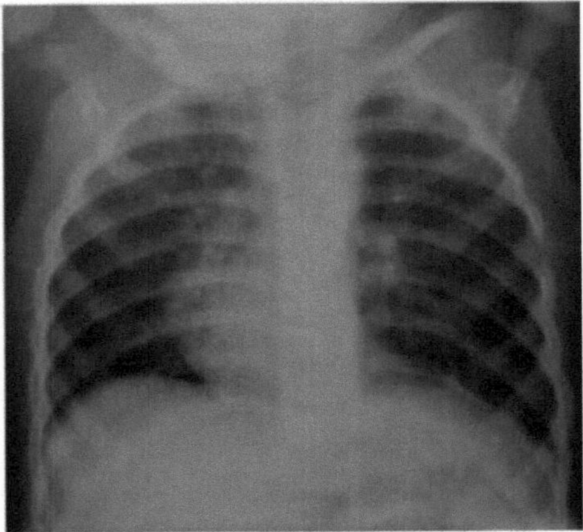

Fig. 24: Radiografia frontal do tórax mostrando uma boa expansão pós-operatória do pulmão esquerdo.

Comentário 11:

Um bebé do sexo masculino (B.A) de 22 meses de idade, de uma gravidez normal, apresentou uma broncopneumonia aos 9 meses, tratada com antibióticos. A febre baixou e os sinais respiratórios melhoraram. O exame radiológico revelou uma opacidade basi-torácica persistente à esquerda (Figura 25).

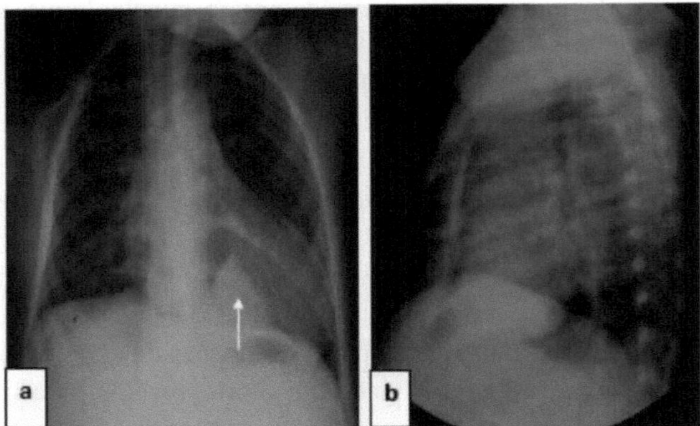

Fig.25: Radiografia de tórax frontal (a) e lateral (b) mostrando uma opacňë basi- torácica esquerda (seta branca).

Uma TAC torácica e uma RMN pedidas à distância do episódio infecioso concluíram que o aspeto era sugestivo de um sequestro pulmonar pós-basal esquerdo, mostrando uma massa de tecido paravertebral esquerdo com 60x40x30mm, alimentada por vasos sistémicos (Figura 26,27).

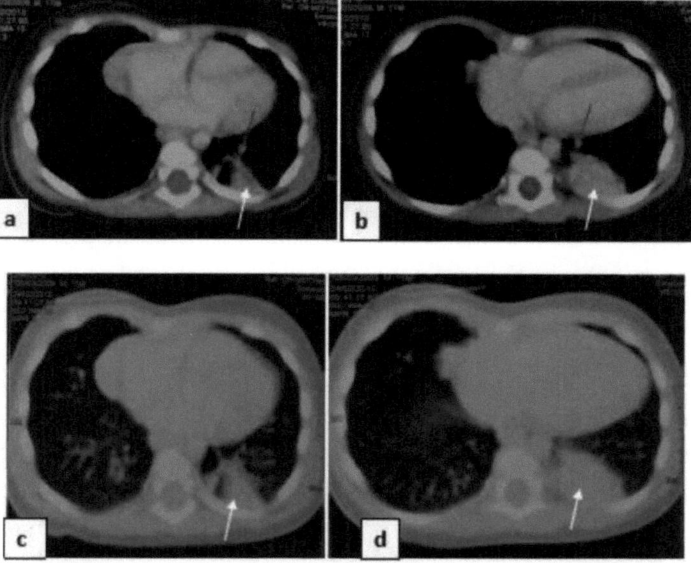

Fig.26(a,b,c,d): Tomografia computorizada do tórax em cortes axiais, janela mediastínica (a,b) e janela parenquimatosa (c,d) mostrando uma massa de tecido paravertebral esquerdo (setas brancas) alimentada por vasos sistémicos (setas vermelhas).

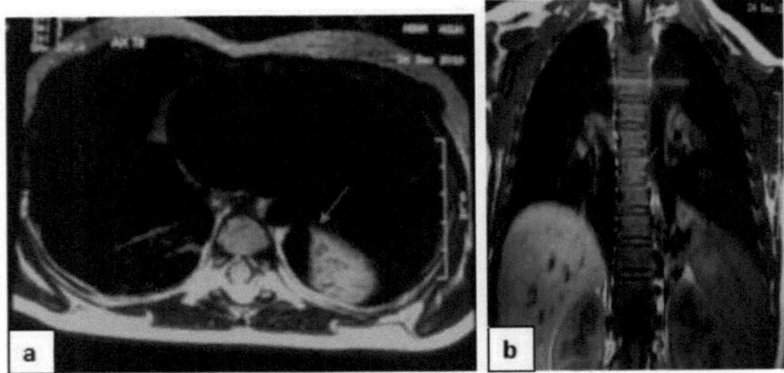

Fig.27(a,b): RM axial do tórax ponderada em T2 (a) e RM coronal ponderada em T2 (b). T1 (b) mostrando sequestro extra-lobar (setas verdes)

O doente foi decidido a ser operado. A exploração por toracoscopia revelou um sequestro pulmonar extra-lobar esquerdo, vascularizado por quatro vasos: duas artérias e duas veias (Figura 28). Estes vasos foram ligados com clips, seguindo-se a ressecção do sequestro e a sua exteriorização através do orifício troclear (Figura 29).

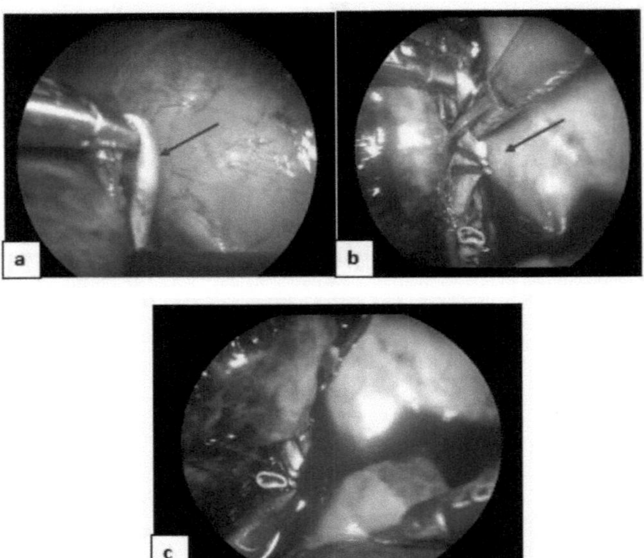

Fig 28(a,b,c): Aspeto intra-operatório mostrando riiemostasia por clipagem dos vasos de alimentação
vasos

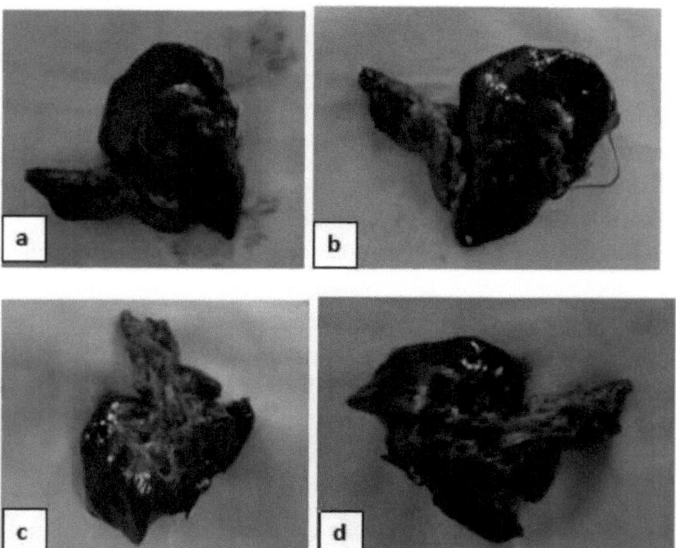

Fig.29(a,b,c,d): Aspeto intra-operatório de sequestro extra-lobar

Ao exame patológico, a peça era heterogénea e hemorrágica, medindo 50x40x25mm, com pus e muco nos lúmens dos brônquios e bronquíolos.

A evolução pós-operatória foi simples, com remoção do dreno torácico no D3 pós-operatório. A radiografia de tórax aquando da alta mostrava uma boa expansão pulmonar (Figura 30). O seguimento foi de 11 anos.

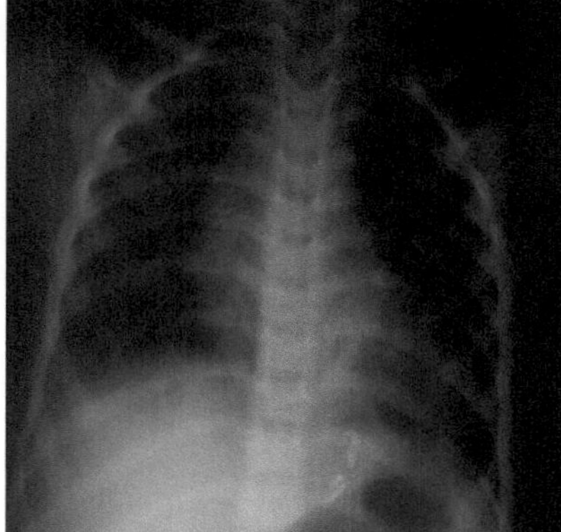

Fig.30: Radiografia torácica frontal mostrando boa expansão pós-operatória do pulmão esquerdo, sem condensação parenquimatosa significativa.

Comentário 12:

Bebé do sexo feminino (K.I), com 1 mês de idade, de uma gravidez normal, levada a termo.

A ecografia obstétrica às 20 semanas de gestação mostrou um aspeto hiperecogénico do lobo inferior do pulmão esquerdo com a presença de dois vasos sistémicos aberrantes. A exploração das vísceras intra-abdominais e do coração era normal.

O parto foi por cesariana devido a macrossomia fatal e útero cicatrizado. Ao nascer, apresentou dificuldade respiratória neonatal moderada.

A radiografia do tórax mostrava uma opacidade paracardíaca esquerda.

A angio-TC torácica revelou uma massa tecidular no lobo inferior esquerdo, vascularizada por duas artérias sistémicas provenientes da aorta torácica, sugerindo fortemente o diagnóstico de sequestro pulmonar (figura 31).

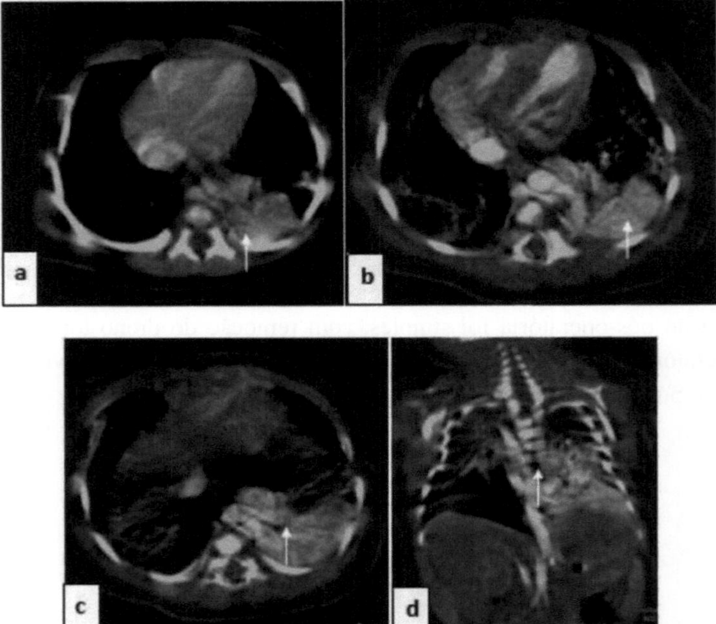

Fig.31(a,b,c,d): Angiotomografia torácica, na janela mëdiastinal, em cortes axiais (a, b, c) e coronais (d) mostrando o aparecimento de sequestro extra-lobar infëterior esquerdo (setas brancas).

Foi efectuada uma toracoscopia esquerda. A exploração intra-operatória revelou uma formação pulmonar póstero-lateral esquerda adjacente ao lobo inferior e separada deste por uma pleura. Esta formação, que correspondia ao sequestro extra-lobar, era vascularizada por quatro vasos: duas artérias e duas veias. Após coagulação e secção vascular com ultrassensor, o sequestro foi excisado e depois exteriorizado pelo orifício do trocarte (Figura 32).

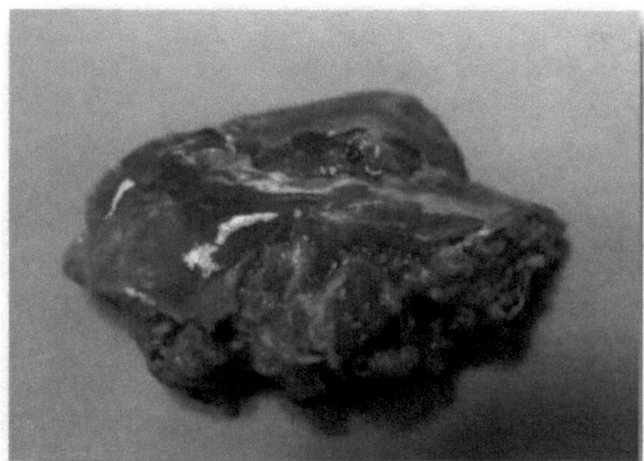

Fig.32: Secção cirúrgica de uma EM

O exame histológico revelou tecido pulmonar rico em estruturas bronquiolares e vasos do tipo arterial.

A evolução pós-operatória foi simples. O dreno foi retirado no segundo dia de pós-operatório. A criança foi entregue aos pais aos 9 dias de pós-operatório. Não apresentava quaisquer sinais respiratórios. O seguimento foi de 9 anos.

Comentário 13:

NRS (K.H), 15 meses de idade, sexo feminino, nasceu de parto vaginal a termo, com antecedentes de um episódio de broncoalveolite tratado no hospital com boa evolução clínica. Ao exame, a auscultação pulmonar mostrava diminuição dos murmúrios vesiculares à esquerda.

Foi pedida uma radiografia do tórax que mostrou uma clara digestiva projectada para o campo pulmonar esquerdo. Foi efectuada uma tomografia computorizada (TC) torácica, que mostrou uma ascensão da grande curvatura gástrica e do baço na região intra-torácica esquerda. O bebé foi submetido a uma cirurgia toracoscópica. A exploração intra-operatória revelou uma hérnia diafragmática esquerda com a presença do baço e parte do estômago intra-torácico. Havia também uma malformação pulmonar extra-lobar, de cor rosada, aderente ao saco herniário. Optou-se pela redução do conteúdo herniário, encerramento do defeito diafragmático e posterior excisão e exteriorização do saco herniário, levando consigo a malformação pulmonar após ligadura da artéria sistémica.

Histologicamente, a amostra consistia em tecido pulmonar, formado por cavidades semelhantes a bronquíolos revestidos por epitélio do tipo respiratório. Estas cavidades estavam separadas umas das outras por tecido conjuntivo esparso, sem estruturas alveolares entre elas. Esta aparência lembrava muito a aparência microscópica da malformação cística adenomatóide do pulmão tipo 2. No entanto, este tecido pulmonar malformado era extra-lobar. Correspondia, portanto, a um sequestro pulmonar extra-lobar.

A evolução pós-operatória foi simples, sem sintomas respiratórios. A radiografia de tórax de seguimento mostrou uma boa expansão pulmonar. O seguimento foi de 16 anos.

Comentário 14:

Uma menina de 5 anos (S.A.), sem antecedentes patológicos assinaláveis, foi admitida no hospital com uma tosse produtiva que evoluiu num quadro febril.

O exame clínico revelou uma deterioração do estado geral, com polipneia e estertores crepitantes na base do pulmão direito.

A radiografia de tórax mostrava uma opacidade bem delimitada ocupando os dois terços superiores da hemicâmara pulmonar direita com a presença de um nível hidroaéreo (figura 33). O diagnóstico de quisto hidático do pulmão da emese foi o mais provável. A ecografia abdominal não revelou localização de hidátide no fígado e não foi efectuada serologia para hidátide.

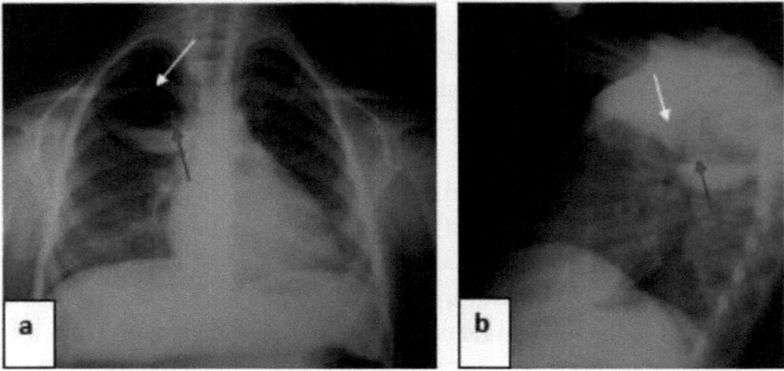

Fig.33(a,b): Radiografia de tórax, frente (a) e perfil (b), mostrando opacidade excisada bem limitada do campo hemi pulmonar direito (setas brancas) com presença de nível hidroaéreo (setas vermelhas).

Foi pedida uma TAC torácica, que mostrou uma grande formação quística no lobo superior direito com conteúdo hidroaéreo (Figura 34).

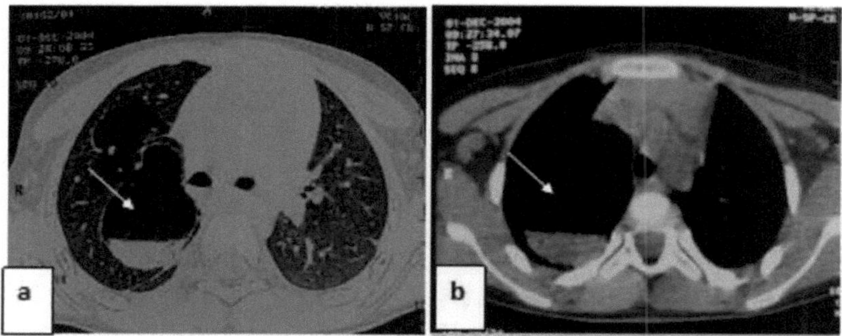

Fig.34(a,b): Tomografia computorizada do tórax com janelas parenquimatosas (a) e mediastínicas (b) mostrando uma formação quística no lobo superior direito com conteúdo hidroaéreo (seta branca).

A criança foi submetida a toracotomia póstero-lateral direita. A investigação revelou uma massa cística mediastinal que não aderiu ao parênquima pulmonar, mas aderiu à traqueia. A dissecção das aderências revelou a presença de um vaso de alimentação para a massa. Após a ligadura deste vaso, foi efectuada a exérese completa da massa. O seu aspeto lembrava um quisto broncogénico (Figura 35).

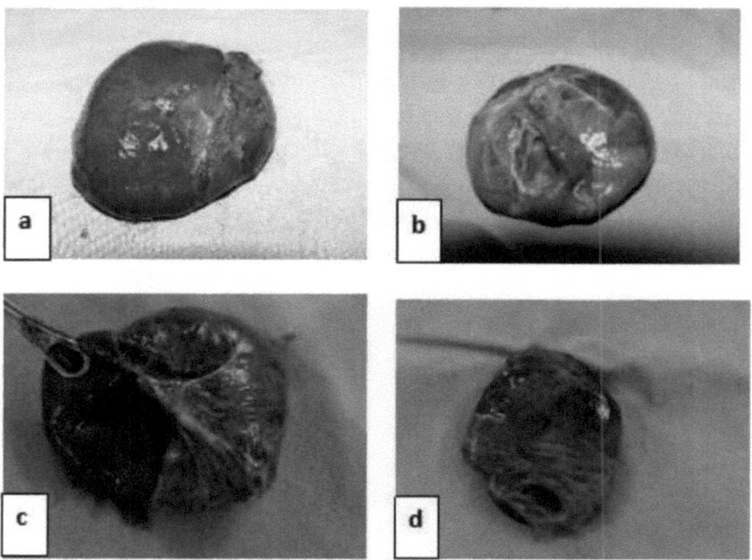

Fig.35(a,b,c,d): Parte operacional

O exame histológico revelou um epitélio cúbico basófilo sobre um tecido conjuntivo escassamente celular. Este tecido conjuntivo continha glândulas acinares seromucosas do tipo brônquico. Noutra secção, estavam associadas estruturas que lembravam alvéolos pulmonares.

Confirmou-se assim o diagnóstico de quisto broncogénico desenvolvido num sequestro pulmonar extra-lobar (figura 36).

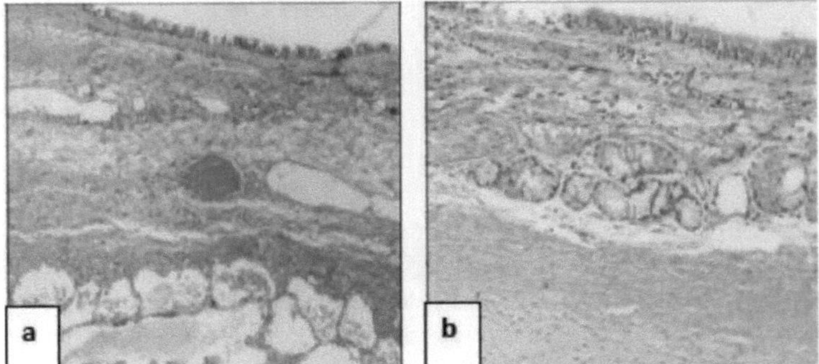

Fig.36(a,b): Exame histológico confirmando o diagnóstico de cisto broncogénico associado a sequestro pulmonar

A evolução pós-operatória foi simples. O tubo torácico foi retirado aos 3 dias de pós-operatório. A radiografia torácica de seguimento não revelou anomalias. O seguimento foi de 16 anos.

Comentário 15:

Uma criança do sexo feminino (C.M) de 3 meses de idade nasceu a termo, por cesariana, de uma mãe primigesta e primípara. A gravidez decorreu normalmente. Uma ecografia pré-natal e uma ressonância magnética revelaram uma massa pulmonar cística. Ao nascimento, o recém-nascido estava assintomático e o exame físico não apresentava anomalias. A radiografia de tórax mostrou uma imagem clara, bem delimitada, arredondada, ocupando o hemicampo pulmonar superior esquerdo (Figura 37).

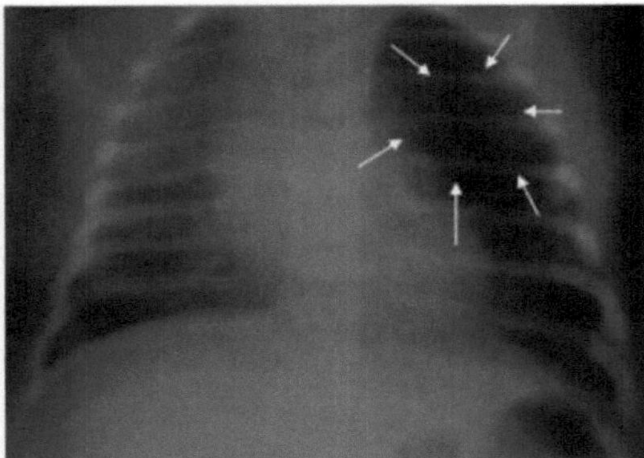

Fig.37: Radiografia torácica frontal mostrando uma fenda apical esquerda bem limitada (setas brancas).

A tomografia computorizada (TC) torácica mostrou uma massa quística apicodorsal esquerda, medindo 40x40x30mm, mono-locular, com uma parede fina e contendo um nível hidroaéreo. Esta massa quística não apresentava vascularização arterial sistémica evidente.

O bebé foi operado aos 3 meses de idade através de uma toracotomia póstero-lateral esquerda. A exploração intra-operatória revelou uma formação quística mediastino-pulmonar com 80 x 5 mm de diâmetro em contacto com o lobo superior esquerdo e envolvendo uma língua de parênquima pulmonar. A dissecção deste quisto revelou uma vascularização arterial fornecida por um vaso de 3 mm de diâmetro que drena para a aorta e uma vascularização venosa que drena para o sistema pulmonar. Foi efectuada uma sequestrectomia e foi inserido um tubo torácico. O exame macroscópico revelou um quisto acastanhado de paredes finas com 50 mm de diâmetro. O exame histológico revelou tratar-se de um quisto broncogénico desenvolvido num sequestro pulmonar extra-lobar. A evolução pós-operatória foi simples, com a remoção do dreno aos 3 dias de pós-operatório. A radiografia de tórax mostrou boa expansão pulmonar pós-operatória (Figura 38). O seguimento foi de 3 anos.

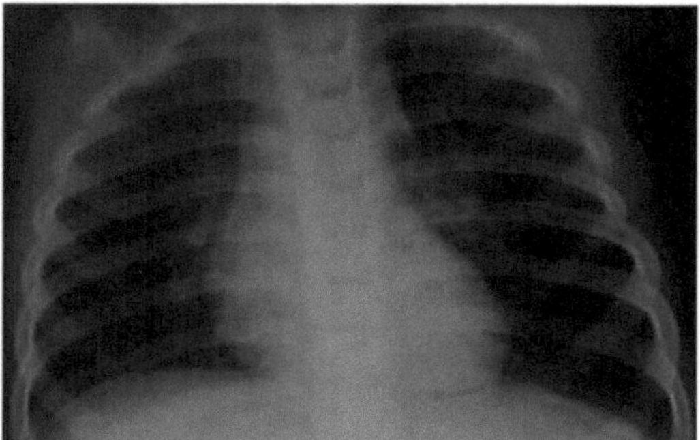

Fig.38: Radiografia frontal do tórax efectuada 1 ano após a cirurgia, mostrando uma boa expansão do pulmão esquerdo.

Comentário 16:

Lactente do sexo masculino (B.A), 10 meses de idade, de uma gravidez normal, levada a termo, por uma mãe primigesta primípara.

A ecografia obstétrica às 18 semanas de gestação mostrou múltiplas lesões císticas no pulmão basal esquerdo.

O parto foi efectuado a termo, por via vaginal, sem incidentes. O exame clínico à nascença não apresentava anomalias. No entanto, com 1 mês de idade, desenvolveu uma dispneia ligeira com tosse que evoluiu num contexto de apirexia. A radiografia de tórax mostrava fendas basais esquerdas projectando-se na silhueta cardíaca (Figura 39).

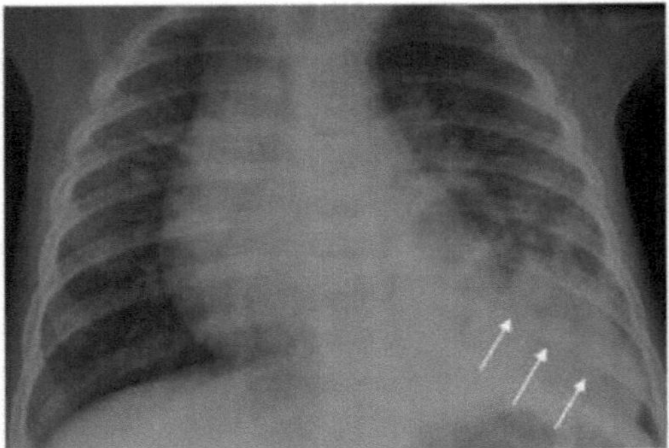

Fig.39: Radiografia frontal do tórax mostrando condensação basal esquerda (setas brancas)

A angioscan torácica mostrou condensação parcial do lobo inferior esquerdo com imagens císticas de tamanho variável, vascularizadas por três vasos provenientes diretamente da aorta torácica e retorno venoso anormal do sistema ázigo (Figura 40,41). Este quadro era fortemente sugestivo de seqüestro pulmonar intra-lobar.

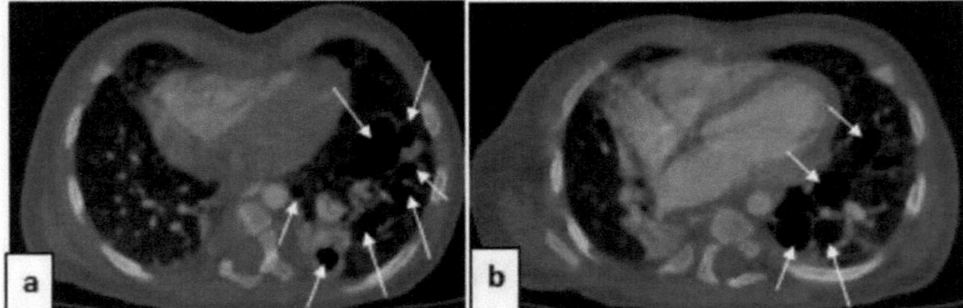

Fig.40(a,b): Angiotomografia de tórax com janela parenquimatosa mostrando imagens quísticas de tamanho variável no lobo inferior esquerdo (setas brancas).

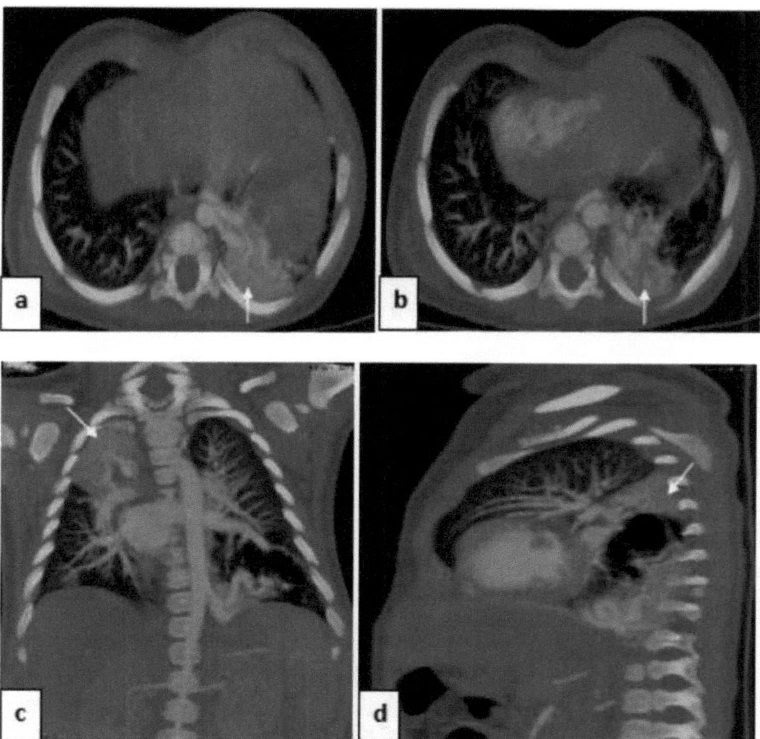

Fig.41(a,b,c,d): Angiografia por TC torácica em cortes axiais (a,b), coronais (c) e sagitais (d) com MIP (projeção de intensidade máxima) mostrando a origem dos vasos sistémicos a partir da aorta torácica (a,b) (setas vermelhas) desviando para a sequestração (setas brancas) com retorno venoso anormal ao nível do sistema ázigo (c,d).

A criança foi operada através de uma toracotomia póstero-lateral esquerda. Após a libertação das aderências, a exploração intra-operatória revelou um lobo inferior esquerdo, que era o local de várias formações quísticas ao nível da pirâmide basal, com a presença de quatro vasos sistémicos cerca de 3 cm acima do diafragma, provenientes da aorta torácica. A drenagem venosa era assegurada por uma grande veia de 8 mm que conduzia ao mediastino anterior. Após ligadura vascular, foi realizada lobectomia inferior esquerda (Figura 42).

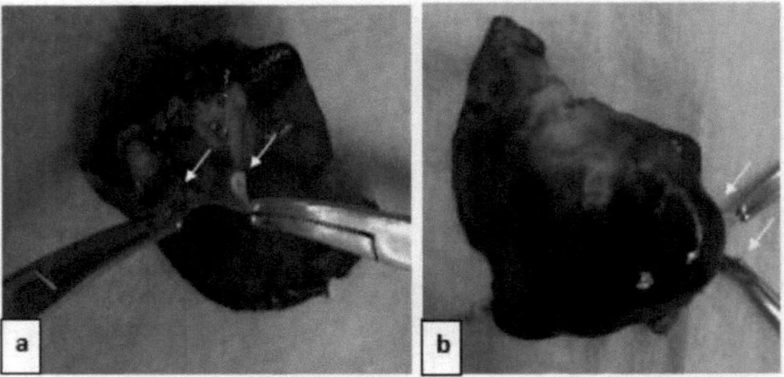

Fig42(a,b): Aspeto macroscópico da peça operatória: lobo inferior esquerdo de aspeto hemorrágico com presença de vasos sistëmicos (corado).

Macroscopicamente, a parte inferior do lóbulo era ocupada por vários quistos com conteúdo gelatinoso, separados uns dos outros por espaços amarelados. Microscopicamente, estes quistos eram revestidos por epitélio do tipo respiratório. Entre eles havia múltiplos vasos arteriais sistémicos. Isto era consistente com SIL associado a MAKP. O tratamento pós-operatório foi simples. O tubo torácico foi removido aos 3 dias de pós-operatório.

O seguimento foi de 1 ano, com boa expansão pulmonar, como visto na radiografia de seguimento (Figura 43).

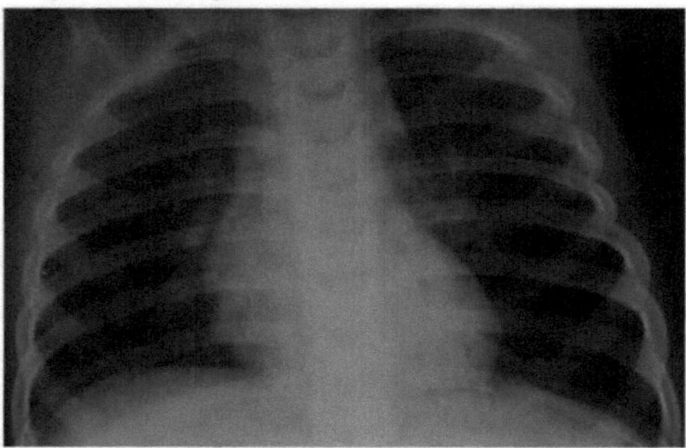

Fig43: Radiografia do tórax efectuada 1 ano após a cirurgia, mostrando boa expansão do pulmão esquerdo

Resumimos as nossas observações sob a forma de um quadro (Quadro I)

3 RESULTADOS

1. EPIDEMIOLOGIA

1.1.Frequência

Entre janeiro de 1990 e dezembro de 2019, 16 doentes que apresentavam uma sequestros pulmonares foram tratados no serviço de cirurgia pediátrica do hospital Fattouma Bourguiba em Monastir. Isto representa (16/191) ou 8,3% das BPM operadas durante o mesmo período. De facto, 65 malformações adenomatóides císticas do pulmão, 85 enfisemas lobares congénitos e 25 quistos broncogénicos foram operados durante o mesmo período (figura 44).

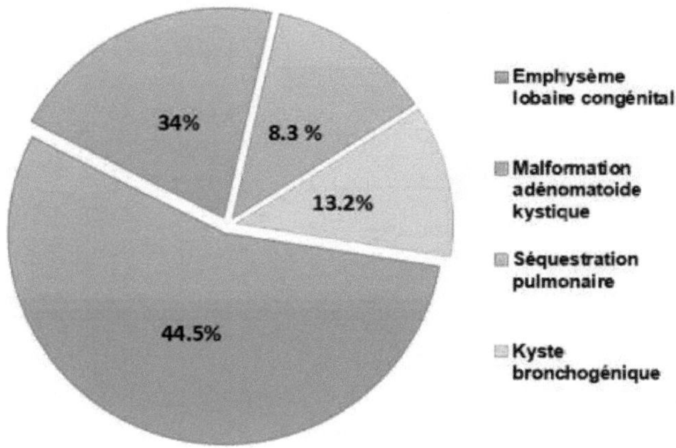

Enfisema lobar congénito
Malformação adenomatóide cística
Sequestro pulmonar
Cisto broncogénico

Fig44: Distribuição de 191 malformações broncopulmonares

1.2.Repartição por idade :

Foi efectuado um diagnóstico pré-natal em 8 doentes (8/16) (50% dos casos). Para aqueles sem diagnóstico pré-natal (8/16) (50% dos casos), a idade de diagnóstico variou entre 1 mês e 10 anos, com uma média de 30 meses. Setenta e cinco por cento (6 casos/8) foram diagnosticados após os 6 meses de idade. A idade aquando da cirurgia variou entre 1 mês e 10 anos, com uma média de 20 meses.

1.3.Distribuição etária de acordo com o tipo de malformação :

> **SIL**

A idade média foi de 13 meses, com extremos que variaram de 1 mês a 24 meses.

> SEL

A idade média dos doentes era de 18,5 meses, com extremos que variavam entre 1 dia e 10 anos.

1.4. Repartição por género

A repartição por género foi a seguinte:

Sete rapazes e 9 raparigas, o que dá um rácio de sexo de 7/9 (0,77).

Foi de 4/8 (0,5) para o SEL e de 3 para o SIL (Figura 45).

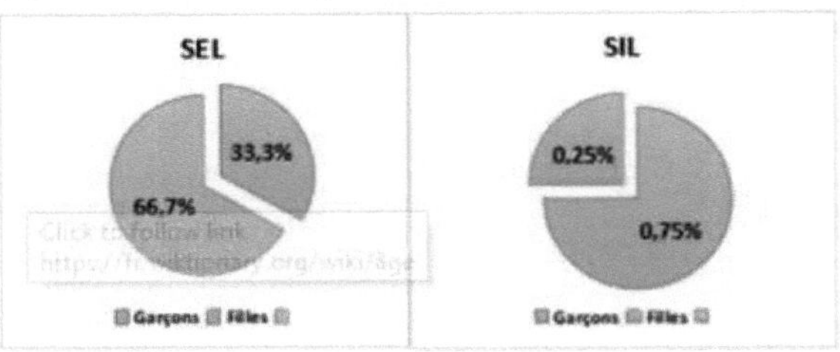

Fig.45: Distribuição dos doentes por sexo

2. ESTUDO CLÍNICO

2. 1. Antecedentes

> **Família:**

O interrogatório não revelou qualquer história familiar de malformações congénitas, nomeadamente broncopulmonares.

> **Pessoal:**

O parto a termo foi realizado em 15 dos 16 casos (93,75%), por via vaginal em 10 dos 16 casos (62,5%) e por cesariana em 6 dos 16 casos (37,5%).

2.2 Circunstâncias da descoberta

2.2.1 Diagnóstico pré-natal

A ecografia pré-natal foi precisa em 8 crianças (8/16) (50%). A idade média do diagnóstico pré-natal foi de 21 dias de gestação, com extremos que variaram de 16 a 30 dias de gestação. A lesão foi unilateral em todos os casos. Dois fetos apresentaram derrame pleural com desvio mediastinal associado (casos 2, 4). Não foram observadas malformações associadas.

Foi efectuada RMN a pedido em 4 doentes (4/16) (25%). Suspeitou fortemente do diagnóstico de sequestro pulmonar apenas num caso (1/4). Também confirmou a presença de uma malformação broncopulmonar nos restantes casos. Nenhuma lesão pulmonar pré-natal apresentou resolução ou regressão espontânea.

À luz dos dados imagiológicos pré-natais, foi sugerida a origem de malformações pulmonares, mas não foi possível efetuar um diagnóstico

etiológico.

São necessários testes pós-natais adicionais para estabelecer um diagnóstico positivo.

2. 2. 2 Revelação pós-natal

O diagnóstico pré-natal não foi efectuado na nossa série em 8 doentes (8/16) (50%).

> **Imediato (neonatal)**

Três recém-nascidos (3/8) com diagnóstico pré-natal de MBP eram sintomáticos. O desconforto respiratório neonatal foi grave, necessitando de ventilação mecânica em 2/3 dos casos (casos 2, 4) e moderado em 1/3 dos casos (caso 12).

A gravidade do quadro clínico foi associada à presença de sinais ecográficos de gravidade durante o pré-natal (derrame pleural, desvio do mediastino) (casos 2, 4).

> **Tarde**

Tratava-se de bronquiolite recorrente em 3 casos /16 (casos n° 5, 6, 7) e de pneumonia febril em 4 casos /16 (casos n° 8, 11, 14, 16).

Para além disso, o sequestro pulmonar foi descoberto incidentalmente durante a cirurgia de uma hérnia da cúpula diafragmática em 3 dos 16 casos (casos 9, 10, 13).

2. 3. Exame físico

À inspeção, a polipneia estava presente em 11 casos/16 (68,7%), acompanhada de sinais de luta em 7 dos 16 casos (43,7%).

À auscultação, taquicardia e murmúrios vesiculares reduzidos no hemitórax homolateral foram encontrados em 6/16 casos (37,5%).

Foram observados estertores roncadores em 3 casos /16 (18,7%), estertores crepitantes em 1 caso /16 e silêncio auscultatório em 4 casos /16 (25%).

Por fim, foi observada febre em 6 dos 16 casos (37,5%).

O exame físico era normal em 5 dos 16 casos (31,2%).

3. 3. Malformações associadas

O exame clínico revelou sopro cardíaco em apenas um doente, relacionado com estreitamento pulmonar valvular (caso 7). No entanto, a ecografia cardíaca foi realizada em apenas 3 dos 16 casos.

À luz dos dados clínicos, a origem malformativa foi confirmada pelo diagnóstico pré-natal e sugerida para as outras 8 crianças. A etiologia da malformação foi investigada por meio de exames complementares.

4. OUTROS ENSAIOS

4.1.Imagiologia pré-natal

4.1.1. Ecografia pré-natal

A ultrassonografia morfológica realizada no segundo trimestre da gestação suspeitou fortemente do diagnóstico de seqüestro pulmonar em 2/8 casos, mostrando :

- Massa hiperecogénica no hemitórax esquerdo com a presença de um vaso sistémico (caso 7);
- Aspeto hiperecogénico do lobo inferior do pulmão esquerdo com a presença de dois vasos sistémicos aberrantes com origem na aorta torácica (caso 12);

Nos restantes casos (6/8), em que o vaso sistémico não foi visualizado, a ecografia foi objetiva:

- Aspeto hiperecogénico do lobo inferior esquerdo em 2 casos (12,5%) (casos 1, 16);
- Aspeto hiperecogénico do lobo inferior direito num caso (caso 4);
- Aspeto hiperecogénico do lobo superior esquerdo num caso (caso 15).
- Massa hiperecogénica retro-cardíaca anterior e em contacto com a aorta (caso 3).
- Derrame pleural volumoso com desvio do mediastino em 2 casos (12,5%) (casos 2, 4).

No entanto, estas imagens não são específicas do sequestro pulmonar.

4.1.2. Ressonância magnética fatal

A RM fetal foi efectuada em 4 doentes (4/16) (50%). Confirmou os achados ecográficos nestas doentes, demonstrando uma massa parenquimatosa pulmonar torácica com hipossinal em T1 e hipersinal em T2. Também confirmou a presença de um vaso sistémico aberrante num caso (1/4) (caso 7).

Foi efectuada RMN fatal em 4 doentes, tendo sido feito o diagnóstico de sequestro pulmonar em apenas um caso.

4.2.Imagiologia pós-natal

3.2.1 Radiografia de tórax normal

Todos os nossos doentes efectuaram uma radiografia frontal do tórax. Este exame foi efectuado desde o nascimento, no caso do diagnóstico pré-natal, e desde o início dos primeiros sintomas nos outros doentes.

Ela tem um objetivo:

- Opacidade parenquimatosa em 4 casos /16, de cerco pós-basal esquerdo num caso /4 (caso n° 11) e ocupando o hemicampo pulmonar direito em 3 casos /4 (casos n° 5,8,14).

Esta opacidade estava associada a um nível hidroaéreo num caso/4 (caso 5).

- Opacidade paracardíaca esquerda em 2 dos 16 casos (casos 6, 12).

- Opacidade posterior, retro-cardíaca em 1/16 casos (caso 3).
- Condensação do parênquima pulmonar em 3 casos/16 (casos 1,7,16) associada a hipertrofia contralateral compensatória em dois doentes (2/3).
- Uma fenda apical esquerda bem limitada em 1 caso/16 (caso n° 15).
- Vias digestivas intratorácicas, sugestivas de herniação da cúpula diafragmática esquerda em 3 casos/16 (casos 9, 10, 13).
- O refluxo do mediastino foi encontrado em 9 casos/16 (casos n° 2,4,5,7,9,10,11,13).

Além disso, em 2 doentes (2/16), a radiografia do tórax mostrou um derrame pleural de grandes dimensões. Após drenagem pleural, suspeitou-se do diagnóstico de malformação broncopulmonar, na ausência de melhoria clínica (casos 2, 4).

No total, a radiografia do tórax permitiu manter o diagnóstico de herniação da cúpula diafragmática esquerda em 3 dos 16 casos (18,75%). Nos restantes casos (13/16) (81,25%), suspeitou-se de uma anomalia pulmonar devido à persistência da anomalia radiológica. Por conseguinte, foram necessárias investigações complementares.

3.2.2 Ultrassom Doppler transtorácico

Na nossa série, foi efectuada em 3 doentes (3/16) (18,75%). Em apenas um doente (1/3) (caso 7) o diagnóstico de sequestro pulmonar foi confirmado pela identificação de uma artéria sistémica com origem na aorta torácica e que conduzia ao sequestro.

3.2.3 Angiografia por TC torácica

Foi efectuada uma TAC torácica com injeção de contraste em todos os nossos doentes, que mostrou :

- Condensação do parênquima pulmonar alimentado por ramos arteriais sistémicos em 4 casos/16 (25%) (casos 1, 4, 7, 16);
- Formações quísticas pulmonares de paredes finas com conteúdo aéreo em 5 de 16 casos (31,25%) (casos 5, 6, 8, 14, 15).
- Uma massa de tecido mediastínico irrigada por uma artéria proveniente da aorta em 3 doentes (3/16) (18,75%) (casos N° 3, 11, 12).
- Hemorragia digestiva intra-torácica em 3 doentes (3/16) (18,75%) (casos n.° 9, 10, 13).

- Um derrame pleural multiclinal sem encontrar qualquer causa subjacente ou malformação associada, apenas num caso em 16 (caso n.º 2).

3.2.4 Angiografia torácica por RMN

A RM torácica após o nascimento foi efectuada apenas num caso (caso 11), em que a exploração por radiografia e TC torácica suspeitou do diagnóstico de sequestro pulmonar. Esta mostrou uma condensação parenquimatosa pulmonar póstero-basal esquerda com um sinal iso T1, hipersinal T2 moderado e realce intenso após injeção de gadolínio. No interior desta massa foram identificadas estruturas vasculares serpiginosas com origem na aorta e outras que se uniam aos plexos venosos intra e peri-espinhais.

4.3.Localização

A topografia das lesões selecionadas após a realização dos exames complementares é apresentada no **quadro II.**

Localização	**Número de casos**	**Percentagem (%)**
Lado esquerdo	12	75
Dimensão direita	4	25
TOTAL	16	100

Tabela II: Distribuição dos doentes de acordo com a localização da EM

3.4 Diagnóstico por imagem

Com base nos dados imagiológicos, o diagnóstico de sequestro pulmonar foi efectuado em 7 dos 16 casos (43,75%). Em 2/7 casos (12,5%), foi associado a MAKP. Os outros diagnósticos foram um MAKP isolado em 2 casos/16 (12,5%), um quisto hidático do pulmão num caso/16, um quisto broncogénico ou um quisto pleuropericárdico ou uma duplicação esofágica num caso/16, um MAKP associado a um quisto broncogénico num caso/16 e um derrame pleural recorrente de etiologia indeterminada num único doente (1/16). O diagnóstico de herniação da cúpula diafragmática esquerda sem qualquer outra malformação associada foi aceite em 3 doentes (3/16) (18,75%).

3.5 Avaliação de malformações

A ecografia cardíaca em 3 crianças (3/16) (casos 4, 7, 12) era patológica em 2/3 casos (4, 7), revelando comunicação interauricular num caso (4) e estreitamento valvular pulmonar num caso (7).

Em suma:

O diagnóstico de seqüestro pulmonar foi inicialmente evocado pelo quadro clínico-radiológico em apenas 7 dos 16 casos (43,75%).

A principal caraterística diagnóstica foi a visualização de uma artéria sistémica aberrante.

3. TRATAMENTO CIRÚRGICO

4.1. Tratamento pré-natal

Dois fetos (12,5%) tinham um derrame pleural grande com desvio do mediastino na ecografia pré-natal, mas não foram tratados no período pré-natal (casos 2 e 4).

4.2. Tratamento pós-natal

Todos os 16 doentes apresentavam sintomas respiratórios que levaram à decisão de serem submetidos a cirurgia.

A cirurgia foi planeada para 13 crianças (13/16). Os restantes 3 casos foram submetidos a cirurgia de urgência por dificuldade respiratória aguda secundária a herniação da cúpula diafragmática.

4.2.1 Preparação do doente

> **Geral**

Baseou-se num pedido de hemograma, teste de hemostasia e reserva de sangue de fenótipo iso-grupo iso-rhesus fora do serviço de urgência.

> **Respiratório**

Baseava-se na cinesiterapia respiratória.

4.2.2 Anestesia

A anestesia geral foi administrada através de intubação orotraqueal.

A monitorização hemodinâmica e respiratória é essencial.

A profilaxia antibiótica com betalactam foi sistemática.

A analgesia intra-operatória foi efectuada através de raquianestesia com morfina e infiltração da cicatriz cirúrgica.

4.2.3 Rota de aproximação

> ^{eme}**Toracotomia póstero-lateral ao nível do 5 EIC**

Foi efectuada em 7 doentes (7/16) (43,75%) (casos 4, 5, 7, 8, 14, 15, 16).

Os doentes foram posicionados em decúbito lateral, com o membro superior homolateral elevado e um tronco sub-costal colocado.

> **Laparotomia mediana**

Foi realizada num único doente com uma hérnia diafragmática esquerda associada a um vólvulo do estômago (caso 9).

> **Toracoscopia**

Esta foi a abordagem em 8 pacientes (8/16) (50%) (casos 1, 2, 3, 6, 10, 11, 12, 13). Os pacientes foram posicionados em decúbito lateral no lado oposto à lesão, com bloqueio subcutâneo.

^{eme}Um primeiro trocarte ótico de 5 mm foi inserido abaixo da omoplata, na intersecção entre a linha axilar anterior e o 5° espaço intercostal. Foi criado um pneumotórax por insuflação de CO2 (pressão de 8 milímetros de mercúrio) para criar um espaço de trabalho. Dois ou três trocartes operatórios de 5 mm são colocados em triangulação e atrás da linha axilar.

A conversão foi de 37,5% (3 casos/8) (casos 1, 2, 6).

Esta abordagem toracoscópica permitiu tratar a malformação broncopulmonar em 31,25% dos casos (5 casos/16) (casos 3, 10, 11, 12, 13).

As razões para a conversão foram a ocorrência de hemorragia incontrolável num caso (caso 1) e dificuldades de dissecção nos restantes 2 casos (casos 2, 6).

4.2.4 Achados intra-operatórios

> **Tipo:**

A exploração cirúrgica revelou uma formação parenquimatosa independente do pulmão e rodeada pela sua própria pleura em 12 dos 16 casos (75%). Este aspeto era sugestivo de sequestro extra-lobar. Nos restantes 4 casos (25%), uma área de distrofia contrastava com o parênquima adjacente normal, sugerindo um sequestro intra-lobar.

> **Topografia:**

O lado esquerdo foi afetado em 12 dos 16 casos (75%). A sequestração ocorreu no lado direito em 4 dos 16 casos (25%).

Em todos os casos, houve concordância entre a distribuição topográfica radiológica adoptada na fase pré-operatória e a observada na fase peri-operatória.

> **Contribuição arterial:**

- **SEL** : A origem da artéria sistémica era:
- Aorta torácica em 3 casos/12 (25%) (casos 4,12,15).
- Aorta abdominal em 2 casos/12 (16,66%) (casos 2, 11).
- Tronco celíaco em 1 caso/12 (caso 3).
- Não especificado no relatório operatório: 6 casos/12 (50%) (casos 5,6,9,10,13,14).

> **SIL** : A origem da artéria sistémica era:

> Aorta torácica em 3 casos/4 (75%) (casos 1, 7, 16).

> Aorta abdominal em 1 caso/4 (caso 8).

> **Número de artérias sistémicas:**

Em média, 1 a 2 artérias sistémicas, com extremos que vão de 1 a 4, e 81,25% dos casos eram vascularizados por uma única artéria sistémica.

> Diâmetro:

O diâmetro médio das artérias sistémicas era de 3 mm, com extremos que variavam entre 0,5 e 6 mm.

> Retorno venoso:

Foi fornecida pelo sistema venoso pulmonar em 3 casos/4 de SIL e pelo sistema ázigo num caso.
No caso dos SEL, foi fornecido pelo sistema ázigo em 3 dos 16 casos.
Nos restantes casos, o retorno venoso não foi especificado.

> Procedimento cirúrgico

O procedimento cirúrgico consistiu em lobectomia em 5 pacientes (5/16) (31,25%) e sequestrectomia em 11 pacientes (11/16) (68,75%). No caso de herniação da cúpula diafragmática (3/16), optou-se pela redução do conteúdo herniário e encerramento do defeito diafragmático. No caso de vólvulo gástrico, procedeu-se à detorsão do estômago e gastropexia.

4. Malformações associadas (Quadro III):

	Hérnia da cúpula diafragmática	MAKP	Cisto broncogénico	Doença cardíaca congénita
SP	3 casos	4 casos	4 casos	2 casos

Tabela III: As diferentes malformações associadas presentes nos nossos doentes

5. EXAME ANATOMOPATOLÓGICO

O estudo anatomopatológico da peça de ressecção confirmou o diagnóstico de sequestro em todos os casos, mostrando um sequestro constituído por várias cavidades com uma estrutura brônquica ou uma parede de colagénio coberta por epitélio cilíndrico ou achatado.
Do ponto de vista vascular, a artéria era uma artéria sistémica de tipo elástico.
No total, o exame patológico confirmou o diagnóstico de SEL em 12 dos 16 casos (75%) e SIL em 4 dos 16 casos (25%).

6. PÓS-OPERAÇÕES

Todos os pacientes acompanhados tiveram um bom resultado. A extubação foi imediata após o despertar completo do doente em todos os casos. A antibioticoterapia preventiva (Amoxicilina e ácido clavulânico na dose de 100 miligramas por quilograma) foi mantida durante 3 a 5 dias. [emeeme]O dreno torácico anterior foi retirado entre os dias 2 e 3 do pós-operatório. [emeemeeme]Num doente, foi colocado um tubo torácico posterior, que foi retirado entre 5 e 7 dias. A radiografia pós-operatória foi satisfatória com boa expansão pulmonar. Todos os doentes beneficiaram de fisioterapia pós-operatória e de terapia respiratória. A duração média do internamento hospitalar foi de 7 dias.

7. ACOMPANHAMENTO

Os doentes operados foram seguidos na consulta externa de cirurgia pediátrica e pediatria, com um seguimento médio de 9 anos.

Com exceção de um único caso de recidiva de hérnia diafragmática esquerda (caso 10), todos os nossos doentes tiveram uma evolução clínica e radiológica favorável, com desaparecimento dos sinais respiratórios e das anomalias radiológicas.

Nenhum dos nossos doentes desenvolveu broncopneumonia após a operação. No entanto, não foram efectuados testes de função respiratória.

Além disso, não se registaram sequelas ortopédicas, nomeadamente na coluna vertebral, com um bom desenvolvimento estaturo-ponderal.

8. MORTALIDADE

Não foram registados casos de morte na nossa série.

DISCUSSÃO

I/ ESTUDO EPIDEMIOLÓGICO

1. Incidência e frequência

O sequestro pulmonar é uma malformação broncopulmonar rara. É responsável por 0,15 a 6,5% das malformações pulmonares [2,4,5].

A sua incidência está estimada entre 0,15 e 1,8%. É provavelmente subestimada, uma vez que o diagnóstico pode ainda ser efectuado na população adulta, em doentes com ou sem sintomas [5,6].

A sua prevalência é atualmente desconhecida. Os avanços nas técnicas de imagem obstétrica aumentaram o número de sequestros pulmonares diagnosticados no período pré-natal [5,6].

O sequestro intra-lobar é o mais comum, representando cerca de 75% dos casos na literatura [9,10,11,12,13]. A forma extra-lobar é menos comum, correspondendo a 25% dos casos [9,10,11,12,13].

Na nossa série, as sequestrações corresponderam a 8,3% dos MBP. Ao contrário da literatura, as SEL foram as mais frequentes (75%). Da mesma forma, uma série americana publicada em 2015 encontrou uma clara predominância de SEL (62%) em crianças [14] (**Tabela IV**). Este facto poderá ser explicado pela idade de recrutamento e pela latência da LIS, que é frequentemente diagnosticada na adolescência ou na idade adulta [11,12,13,14].

2. Rácio entre os sexos

Os autores concordaram unanimemente que a SEL é predominantemente masculina, com um rácio de sexo de 4:1. Não foi encontrada qualquer explicação patogénica para esta predominância masculina.

Para a SIL, não há predominância de género [15,16,17].

Na nossa série, verificámos uma predominância do sexo feminino no tipo extra-lobar.

3. Localização

A EM ocorre em 98% dos casos nos lobos inferiores [2,14,16].

Setenta e cinco por cento dos SEL surgem entre o diafragma e o lobo inferior e em 80% dos casos à esquerda, enquanto os SIL surgem na região póstero-basal do lobo inferior sem predominância de lados [16]. A localização no lobo médio é muito rara, assim como a localização no lobo superior. O envolvimento bilateral é excecional [2]. Os nossos dados são consistentes com a literatura.

A Tabela IV compara as principais séries de sequestros pulmonares descritas na literatura.

Estudo	Número de casos	Idade média ([a]n)	Tipo	Género	País
Khen-Dunlop et al.,2018 [18]	99	<1	SIL 65 SEL 35%	M: 62% F: 38%	França
Tashtouch e todos.,2015 [14]	8	<2	SIL 38% SEL 62	M: 52% F: 48%	Estados Unidos
Ou et al.,2014 [19]	30	4,3	SIL 77% SEL 23	M: 40% F: 60%	China
Gezer et al., 2007	6	23,3	SIL 70% SEL 30%	M: 63% F: 37%	Turquia
[20]					
Van Raemdonck et al., 2001 [21]	13	3	SIL 62 SEL 38%	M: 64% F: 36%	Bélgica
Halkic et al., 1998 [22]	22 4	<1	SIL 73% SEL 27%	M: 62% F: 38%	Suíça

Tabela IV: Estudo comparativo das principais séries de sequestros pulmonares descritas na literatura

4. Embriologia

emeemeO desenvolvimento do seqüestro pulmonar ocorre precocemente na vida gestacional, entre 5 e 6 semanas de gestação [4]. Entretanto, a origem embiológica ainda é motivo de debate [14]. Em 1861, Rokitansky apresentou a primeira descrição da doença. Ele estipulou que a EM se devia a uma separação de um pulmão normalmente desenvolvido durante a organogénese, a teoria da fração [14]. Várias outras hipóteses patogénicas embriológicas malformativas ou adquiridas foram subsequentemente descritas (**Quadro V**). Em 1946, Pryce foi o primeiro a utilizar o termo "seqüestro pulmonar" e classificou a doença em intra-lobar e extra-lobar [3]. A explicação embriopatogénica proposta por Pryce é mecânica e é comum ao sequestro extra e intra-lobar [3]. A sequestração, no sentido brônquico, é considerada como o resultado da tração vascular exercida pela persistência do vaso sistémico, excluindo assim este fragmento de parênquima da árvore traqueobrônquica normal [14-22]. A cronologia deste fenómeno explicaria a diferença entre o sequestro intra e extra-lobar. Se a malformação aparecer precocemente, então o sequestro será intra-lobar. Se a malformação aparecer após a divisão do tórax e o recobrimento pleural do pericárdio, então o sequestro será extra-lobar [14].

Referências	**Teorias**
1861 Rokitansky	Separação do pulmão normalmente desenvolvido
1878 Ruge	A malformação aparece separada do pulmão normal sob a forma de um terceiro pulmão.
1946 Pryce	Teoria da tração: tração vascular exercida pela persistência do vaso sistémico, excluindo assim este fragmento de parênquima da árvore traqueobrônquica normal.
1956 Smith	Teoria da irrigação sanguínea: persistência da vascularização sistémica devido à insuficiência arterial pulmonar
1958	Sem relação causal entre a artéria sistémica e o parênquima
Boyden	pulmão não funcional
1959 Gebauer e Mason	Teoria da anomalia adquirida: a EM resulta de um processo infecioso localizado recidivante
1967 Blesovsky	Falha da via de sinalização e factores de crescimento
1968 Gene et al.	Malformação congénita proentero-bronco-pulmonar (Malformação congénita bronco-pulmonar do intestino anterior)
1968 Morscarella e Wylie	O sequestro intra-lobar é uma coleção de quistos brônquicos associados a uma artéria sistémica.
1984 Stocker e Malczak	Teoria adquirida: A artéria sistémica é uma artéria brônquica localizada no ligamento triangular.
1987 Clements e warne	Teoria da malinosculação: perturbação do desenvolvimento broncopulmonar normal

Tabela V: Teorias descritas na patogénese do sequestro pulmonar sequestro [14]

Em suma, esta história é relativamente observacional, baseada na operação de embriões, depois anatómico-radiológico-cirúrgico.

Atualmente, a explicação embrionário-patogénica proposta por Pryce é a mais adoptada.

5. Classificação

a- Formas típicas (quadro VI)

Trata-se de sequestros brônquicos e arteriais (sem comunicação com o sistema brônquico saudável e vascularização por uma artéria sistémica):

- **Sequestro intra-lobar**

O parênquima anormal está incluído no parênquima pulmonar; eles estão contidos na mesma veia visceral [2].

A artéria sistémica anómala tem origem na aorta torácica descendente (75%) ou na aorta abdominal (20%) e a drenagem venosa é feita para uma veia pulmonar [2].

De acordo com Pryce, existem três tipos:

- tipo I: a única anomalia é a vascularização de uma área de parênquima pulmonar normal por uma artéria de origem sistémica;

- tipo II: o parênquima pulmonar sequestrado é formado a partir de um botão brônquico normal. A artéria anómala alimenta uma área de pulmão sequestrado e parte do pulmão saudável adjacente;

- tipo III: o botão brônquico é normal mas a artéria supranumerária apenas vasculariza o pulmão sequestrado [23].

- **Sequestro extra-lobar**

Não têm qualquer ligação com o pulmão normal e desenvolvem-se a partir de um botão brônquico supranumerário. Têm o seu próprio envelope pleural visceral. Existe, portanto, uma separação anatómica e fisiológica completa do parênquima pulmonar normal. Esta forma está associada a outra malformação em 40% a 60% dos casos, nomeadamente uma hérnia diafragmática, uma deiscência pericárdica ou um quisto broncogénico, ao contrário das formas intralobares [2].

A artéria sistémica anómala origina-se da porção terminal da aorta torácica descendente (45%) ou da parte superior da aorta abdominal (32%) e entra no tórax através do ligamento triangular [2]. Em 15% dos casos, a artéria sistémica tem outra origem: esplénica, gástrica, subclávia, diafragmática ou intercostal [2]. A drenagem venosa é frequentemente sistémica para os ázigos, hemi-ázigos ou veia cava inferior [2].

Para ambos os tipos, o comprimento da artéria varia de acordo com a sua origem, assim como o seu diâmetro, com uma média de 6 mm [2].

CARACTERÍSTICAS DIFERENCIAIS	EXTRA-LOBAR	INTRA-LOBAR
Plevre	Envolvido por uma camada pleural limpa	Partilha a camada visceral com o pulmão
Posição	Segmento póstero-basal acima ou abaixo do diafragma	Segmento póstero-basal próximo da linha média
Assento	90% à esquerda	60% à esquerda
Vascularização	Arterial sistémico Artéria pulmonar	Da aorta para o diafragma
Tamanho do vaso sistémico	Pequena artéria	Artéria grande
Veia de drenagem	Azygos ou sistema de portas	Veia pulmonar raramente ázigos
Comunicação com o trato digestivo	Frequente	Além disso, raros
Anomalias associadas	Lento e baixo	Raro
Sintomatologia	Cedo	Latente

Tabela VI: Classificação dos sequestros pulmonares [24].

b- Formas atípicas:

A individualização continua a ser útil, uma vez que se trata de formas raras, mas por vezes muito complexas, associando o sequestro a malformações vasculares ou digestivas. A transição de SIL para SEL pode ser difícil de determinar. As anomalias vasculares são variáveis: retorno venoso anormal, quer nos pulmões, fora da aurícula esquerda, quer na veia cava inferior. Isto pode incluir a síndrome da cimitarra, retorno venoso anormal na veia cava inferior, com a sua aparência radiológica típica [21].

Na nossa série, não foi observada a forma atípica.

11- ESTUDO CLÍNICO

1. Circunstâncias da descoberta

1.1. Descoberta pré-natal

A EM pode ser descoberta no período pré-natal, mas requer encaminhamento para um centro especializado [25,26].

Lecomte registou apenas 2 casos de EM entre 21 MBP pré-natais [27]. Da mesma forma, Truit encontrou apenas 2 casos entre 35 MBP pré-natais [28].

No entanto, numa série francesa publicada em 2018, os autores reuniram 99 casos pediátricos de sequestro pulmonar, 86 dos quais diagnosticados no período pré-natal [18].

Na nossa série, a EM foi investigada em 8 doentes pré-natais, tendo sido fortemente suspeitada em 2 casos, um resultado que está próximo de séries anteriores.

Na sua forma típica, o sequestro pulmonar apresenta-se como uma massa triangular homogénea no póstero-basal esquerdo, hiperecogénica na ecografia e hiperintensa na RM. O diagnóstico é feito com certeza pela demonstração da artéria alimentadora sistémica na RM, o que pode ser feito facilmente por um operador experiente, ou mais simplesmente pela ecografia com Doppler. Mais raramente, nas formas mistas (MAKP mais sequestro), podem ser observadas imagens quísticas associadas, mas é a vascularização de origem sistémica que permite o diagnóstico [26].

Os avanços na imagiologia pré-natal podem melhorar as circunstâncias em que a EM é descoberta, mas tal requer o aconselhamento de um centro especializado e a colaboração entre obstetras, neonatologistas, radiologistas e cirurgiões pediátricos.

1.2.Descoberta pós-natal

1.2.1. No período neonatal

A descoberta da EM durante o período neonatal é rara (25%) [29,30]. É freqüentemente assintomática, mas pode se apresentar como desconforto respiratório neonatal, especialmente no seqüestro extra-lobar [30]. Derrame pleural ou desvio do mediastino também podem ser observados e podem até piorar até o aparecimento de hidropisia [26].

Em determinadas situações, a sintomatologia clínica pode ser dominada por um quadro de insuficiência cardíaca congestiva devido a um shunt importante [31]. Khen-Dunlop verificou que em 86 recém-nascidos com diagnóstico pré-natal de EM, apenas 14% eram sintomáticos ao nascimento [18].

Na nossa série, foi observada dificuldade respiratória neonatal em 3 doentes (18,75%), com ventilação mecânica em 2 casos. Dois recém-nascidos necessitaram de drenagem pleural por pleurisia profusa.

1.2.2. Após o período neonatal

O sequestro pulmonar é por vezes caracterizado pela sua latência clínica. Quando se tornam sintomáticos, os sintomas iniciam-se geralmente nos primeiros dois anos. Numa série de 99 sequestros, Khen-Dunlop verificou que a idade média ao diagnóstico das formas sintomáticas era de 8 meses [18].

O tipo extra-lobar manifesta-se precocemente, frequentemente nos primeiros meses de vida, com infecções pulmonares repetidas ou malária. Por vezes é

assintomático e pode ser descoberto radiologicamente [14].
O sequestro intra-lobar é frequentemente diagnosticado mais tarde. As infecções pulmonares repetidas são o sinal de apresentação mais comum [2,14]. Raramente, a EM pode ser revelada por episódios de hemoptise, hemotórax ou insuficiência cardíaca [30]. A hemoptise é devida à rutura de formações aneurismáticas desenvolvidas às custas do vaso aberrante [32].
Na nossa série, 3 bebés apresentaram bronquiolite aguda e 4 apresentaram pneumonite febril. Para além disso, 3 doentes da nossa série foram submetidos a cirurgia por herniação da cúpula diafragmática com descoberta incidental intra-operatória de EM.

III ENSAIOS COMPLEMENTARES

1. Radiografia do tórax

A radiografia do tórax é o exame de primeira escolha. A EM pode apresentar-se de várias formas diferentes, sendo a mais comum uma opacidade homogénea póstero-basal esquerda, que pode ou não estar associada a placas quísticas no interior da opacidade. Esta localização é sugestiva do diagnóstico [6,5,11]. No entanto, o tipo de anomalia radiológica não é um elemento de orientação, uma vez que uma imagem quística ou hidroaérea, uma imagem tecidular ou um aspeto de pneumopatia comum podem ser observados com frequência comparável. Finalmente, a radiografia de tórax pode ser normal em pequenas sequestrações extra-lobares [2].
Em suma, qualquer anormalidade persistente no lobo inferior esquerdo do pulmão deve sugerir o diagnóstico de seqüestro pulmonar [23].
[ere]**Na nossa série,** a radiografia torácica foi efectuada como primeira linha de tratamento em todos os nossos doentes. Esta mostrou uma anomalia basal esquerda em 5 dos 16 casos (31,25%).

2. Ultrassom Doppler trans-torácico

Facilita a procura de uma artéria sistémica aberrante proveniente da aorta. Também pode mostrar retorno venoso anormal na veia cava no caso de SEL [33]. Esta apresenta-se normalmente como uma lesão hiperecogénica homogénea. Na SIL, a demonstração do pedículo vascular é mais difícil, mas ainda possível [33].
Na nossa série, confirmou o diagnóstico de sequestro pulmonar ao identificar uma artéria sistémica proveniente da aorta torácica num único caso.

3. Angio-TC torácica

É utilizada para estudar a natureza e a localização exacta da EM. A tomografia computorizada é variável. Mais frequentemente, há condensação parenquimatosa no SIL, e uma massa frequentemente póstero-basal esquerda no SEL, com ou sem quistos de conteúdo aéreo, hídrico ou misto [11,34]. Permite ainda a visualização e caraterização dos vasos sistémicos e avaliação do retorno venoso [10]. Ambos os tipos de sequestros são vascularizados por uma artéria sistémica anómala, que na maioria dos casos tem origem na aorta torácica ou abdominal descendente ou, ocasionalmente, no tronco celíaco, artéria esplénica, artéria intercostal, artéria subclávia, artéria mamária ou mesmo artéria coronária [6]. Em 20% dos casos, vários vasos estão presentes [35]. A drenagem venosa é variável [2]. Na forma intra-lobar, a drenagem é mais freqüente para o sistema venoso pulmonar, ao nível da veia pulmonar inferior [35]. No sequestro extra-lobar, pode ser pulmonar ou sistémica, geralmente na veia cava ou ázigos, menos frequentemente nas veias porta, subclávia ou mesmo mamária [35]. Ambos os tipos de drenagem venosa podem coexistir [35].

Uma descrição precisa e detalhada da vascularização é essencial para o planeamento do tratamento. É importante não esquecer de descrever o número de artérias sistémicas e a existência ou não de divisões precoces [36,37].

Na nossa série, a angio-TC mostrou condensação parenquimatosa pulmonar alimentada por ramos arteriais sistémicos em 4 casos (25%). Em 3 doentes (18,75%), concluiu tratar-se de uma massa de tecido mediastínico alimentada por uma artéria proveniente da aorta descendente e drenada por uma veia sistémica.

4. Angiografia por RMN torácica

Mostra a artéria sistémica e o retorno venoso e ajuda a esclarecer a sua relação com as câmaras cardíacas [38].

No entanto, a angiografia por RM demora demasiado tempo a formar imagens, e existem também problemas associados à sua utilização, especialmente em bebés e crianças pequenas, uma vez que é difícil para eles susterem a respiração e manterem-se calmos sem sedação profunda [38]. Este facto limita as indicações para a RM no período pós-natal.

Na nossa série, foi efectuada uma RM torácica após o nascimento em apenas um doente, no qual a exploração por radiografia torácica e tomografia computorizada tinha suspeitado do diagnóstico de sequestro pulmonar. Este facto sugeriu um diagnóstico de SEL.

5. Outros

- **Broncografia:** A broncografia revela por vezes imagens de congestão brônquica, um aspeto granuloso da árvore brônquica e anomalias na distribuição dos brônquios [2]. Por vezes, pode levar a um diagnóstico de dilatação brônquica com base em anomalias que envolvem os brônquios na proximidade do sequestro. É de fraco valor diagnóstico [39,40]. Pode ser perigosa em neonatos e lactentes em caso de dificuldade respiratória. Em pacientes mais velhos, é usada para determinar se há ou não comunicação brônquica. **Na nossa série,** nenhum doente beneficiou da broncografia.

- **Arteriografia:** Já não é efectuada devido à sua natureza invasiva [11].

A visualização da artéria sistémica aberrante é altamente sugestiva de sequestro pulmonar, mas não é patognomónica. Pode ser observada em outras anomalias congénitas como a malformação arteriovenosa [11]. No entanto, a ausência de visualização deste vaso sistémico não deve excluir o diagnóstico de SM e o cirurgião deve tomar precauções para evitar lesão vascular.

IV. MALFORMAÇÕES ASSOCIADAS

Sessenta por cento dos SEL fazem parte de uma síndrome polimalformativa. As malformações classicamente encontradas incluem hérnias da cúpula diafragmática, que são as mais comuns, malformações cardiovasculares, hipoplasia pulmonar, quistos broncogénicos, anomalias da rotação intestinal e duplicações digestivas [19, 22].

A SIL raramente está associada a outras malformações congénitas (10% dos casos).

Na nossa série, 2 doentes tinham doença cardíaca congénita. A hérnia diafragmática estava presente em 3 casos de OEEL. Além disso, 4 crianças com SEL tinham um quisto broncogénico associado. A SP também pode estar associada a outras malformações pulmonares, como a MAKP, constituindo assim o que Riebel denominou de formas "híbridas" em 1982. É conhecida como SEL ou SIL híbrida. As formas híbridas são reconhecidas por todos os autores, mas existe uma diferença entre as SEL híbridas, que são consideradas frequentes, com uma proporção de até 50% das SEL segundo Stocker [42,43], e as SIL híbridas, que são consideradas raras [43,44].

Na nossa série, a associação MAKP-SEL foi observada em 1 caso/12 e a associação MAKP-SIL esteve presente em 3 doentes (3/4).

V. DESENVOLVIMENTOS

1. Pré-natal

> Regressão espontânea

A suspeita de MPB, por si só, não justifica a interrupção terapêutica da gravidez [45]. Na ausência de derrame pleural grave e compressão mediastinal, a SM tem uma alta probabilidade de regressão espontânea e, portanto, um prognóstico favorável [46]. A regressão espontânea da EM pode ocorrer em idade pré ou pós-natal, como resultado da obliteração da artéria sistémica aberrante e da necrose da malformação [47]. [eme] Dependendo do estudo, estima-se que a regressão completa da EM pré-natal ocorra em 40-70% dos casos, principalmente durante o terceiro trimestre [48,49].

Na nossa série, nenhuma lesão pré-natal apresentou resolução ou regressão espontânea.

> **Hidropisia feto-placentária**

O aparecimento de hidropisia indica compressão da creura e/ou veia cava levando a insuficiência cardíaca [26]. Certos sinais devem alertar a ultrassonografia: compressão cardíaca, aumento dos hidrâmnios, aumento rápido da massa, aparecimento de derrame pleural. Qualquer piora na ultrassonografia deve levar a um monitoramento mais próximo para detetar o início da hidropisia o mais rápido possível [26].

2. Pós-natal

> **Regressão espontânea**

A regressão espontânea da EM no período pós-natal tem sido descrita na literatura, com um atraso médio de 4 anos [85].

Não existe na literatura uma percentagem exacta de regressão espontânea, uma vez que a indicação cirúrgica foi muitas vezes necessária devido ao receio de complicações.

> **Infeção:**

A infeção é a complicação mais frequente, e é mais frequentemente observada com SIL. Os germes encontrados são os das infecções broncopulmonares, em pulmões não patológicos, com possibilidade de enxerto aspergilar [37,50,51].

> **Complicações hemorrágicas:**

Está mais frequentemente ligada a uma inflamação ou mesmo a uma infeção da EM. Estes fenómenos inflamatórios podem corroer o vaso sistémico, resultando em hemoptise que pode ser cataclísmica. Uma complicação hemorrágica é obviamente uma ameaça à vida, com a possibilidade de morte por choque hemorrágico [52,53].

> **Complicações cardiovasculares:**

No caso de um grande seqüestro com alto fluxo na artéria que supre a massa, é importante ter cuidado com a possível ocorrência de um "efeito shunt" com o início da insuficiência cardíaca [54].

> **Complicações tumorais:**

Alguns estudos referiram a elevação dos marcadores tumorais (CA19-9, CA-125, ACE) em alguns casos de EM [55]. Este facto foi descrito pela primeira vez por Shiota em 1988 [55,56]. Em 2015, Dong et al. relataram níveis séricos elevados de marcadores tumorais em 15 casos de EM, mas não foi detectada qualquer malignidade nestes doentes [55,57]. De facto, estes marcadores são produzidos pelo epitélio do tecido de sequestro e subsequentemente transferidos para o sangue através da mucosa que reveste as paredes do quisto. Esta é a hipótese mais amplamente aceite [55].

Não foram registados casos de degenerescência na literatura.

VII. TRATAMENTO

1 . Objetivo do tratamento

A cirurgia é recomendada pela maioria dos autores, tendo em conta a rica literatura sobre as complicações, nomeadamente as infecciosas e hemorrágicas, que podem ser cataclísmicas [15, 58].

2 Terapêutica Fatal

O desenvolvimento de terapias fatais é o resultado de avanços na imagiologia e de melhorias no diagnóstico pré-natal.

a- Cirurgia percutânea fatal:

Se o sequestro pulmonar for diagnosticado e o vaso sistémico for visualizado ao Doppler, o vaso pode ser coagulado. Este procedimento menos invasivo pode ser efectuado sob anestesia local e sedação ligeira. Sob controlo de ultra-sons, o vaso é coagulado com um laser. Witlox relatou o caso de uma paciente que também tinha um hidrotórax que foi evacuado sem deixar um dreno pleuro-amniótico [59]. O primeiro caso foi tratado pela mesma equipa em 2007, e não apresentava hidrotórax associado. Ruano relatou um caso tratado por laser, mas em que a artéria sistémica repermeabilizou e que necessitou de cirurgia de exérese de urgência em D15 por dificuldades respiratórias [60]. Outros autores propuseram a obliteração do vaso por injeção de álcool puro [61], ou de um agente esclerosante [62].

Anandakumar assume que a hidropisia é devida à insuficiência cardíaca. Propõe, então, a injeção in utero de digoxina no líquido amniótico, com efeito inotrópico positivo, e furosemida, para reduzir o fluxo sanguíneo e, portanto, a pré-carga [63]. Apesar de sua eficácia em um caso de seqüestro pulmonar, ele reconhece a ausência de dados farmacológicos no fretus e a possível passagem para o sangue materno. No entanto, ele pensa que isso poderia reduzir a freqüência da toracocentese.

Toda a cirurgia do freto comporta riscos de rutura prematura das membranas, parto prematuro, corioamniotite e infeção materno-fetal. No entanto, qualquer intervenção no fretus só deve ser considerada se houver um risco vital imediato para o fretus.

b- Cirurgia aberta do fretal

Se o vaso sistémico nunca tiver sido identificado, pode não ser acessível para tratamento. Na ausência de hidrotórax, apenas a remoção cirúrgica aberta do vaso pode ser considerada [64]. Pode-se esperar uma sobrevida neonatal de cerca de 50% [65]. No entanto, esta opção terapêutica envolve riscos elevados não só para a gravidez atual, mas também para a mãe e qualquer gravidez subsequente.

Na nossa série, nenhuma das doentes recebeu tratamento pré-natal.

3 Tratamento pós-natal

a- Tratamento cirúrgico

É a pedra angular do tratamento e baseia-se numa lobectomia ou segmentectomia para SIL, e numa exérese electiva (sequestrectomia) para SEL [23].

A idade em que a cirurgia deve ser realizada é motivo de controvérsia. Alguns autores recomendam a cirurgia em idade precoce, para evitar a compressão dos alvéolos pulmonares em crescimento pela malformação [66,67,68].

i. Preparar o doente

Trata-se de uma operação de grande envergadura que implica o contacto com os grandes vasos do tórax, com um risco potencial de hemorragia súbita. Uma análise ao sangue pré-operatória deve incluir a determinação do grupo sanguíneo, um hemograma completo e um teste de hemostase. Do mesmo modo, é essencial dispor de sangue iso-rhesus, se possível fenotipado fora do serviço de urgência.

Se houver suspeita de malformação cardiovascular associada, deve ser pedida uma ecografia cardíaca para orientar o tratamento.

ii. Abordagem

S **Toracotomia**

Trata-se geralmente de uma toracotomia póstero-lateral. O quinto espaço intercostal é escolhido devido à frequência das localizações no lobo inferior. A principal vantagem desta abordagem é o controlo vascular. O controlo da artéria sistémica é o principal perigo na cirurgia de sequestro. Trata-se por vezes de uma artéria de grande calibre que pode ter mais de metade do diâmetro da aorta, com uma componente elástica que não tem a capacidade de espasmo das artérias sistémicas mais periféricas. A outra vantagem é a exploração da cavidade pleural, com possibilidade de palpação do parênquima pulmonar. As desvantagens são funcionais, com mais dor pós-operatória do que com uma abordagem minimamente invasiva, e o risco de deformidades músculo-esqueléticas devido à assimetria da caixa torácica, escoliose e sinostose costal [71]. As consequências estéticas para a pele não são negligenciáveis.

Antes da toracotomia, o doente deve ser posicionado em decúbito lateral, ligeiramente inclinado para a frente, com o membro superior homolateral elevado, permitindo a abertura da omoplata e o relaxamento dos músculos. É colocado um bloqueio sub-costal para alargar os espaços inter-costais. O cirurgião é posicionado nas costas do paciente, enquanto o assistente fica na frente do tórax [72].

S **Toracoscopia**

Embora a toracoscopia tenha sido proposta pela primeira vez em crianças, em meados da década de 70, por B. Rodgers, como auxiliar de diagnóstico e de biópsias pulmonares, só nas últimas duas décadas assistimos ao seu desenvolvimento no domínio terapêutico [73,74]. Esta abordagem da EM está a ser cada vez mais relatada [73,75]. Em 1994, Watine et al. relataram o primeiro caso a ser operado por via toracoscópica. O paciente é sempre posicionado em decúbito lateral do lado oposto à lesão, com bloqueio prévio, o que permite uma boa visualização do hilo anterior e posterior.

O operador, a ótica, a área a ser operada e o monitor devem ser colocados na mesma linha, com o local de implantação da ótica como eixo de rotação [74].

emeemeemeeme A posição da ótica é geralmente entre a ponta da omoplata e a linha axilar anterior no espaço intercostal 4 ou 5, ou a intersecção entre a linha axilar anterior e o espaço intercostal 5 ou 6. O pneumotórax é criado pela insuflação de CO_2, provocando o colapso dos pulmões e criando um espaço de trabalho.

Os trocartes operatórios são geralmente em número de 2 a 5 e são colocados em triangulação e atrás da linha axilar anterior.

Apesar da impossibilidade de palpar o parênquima pulmonar, a toracoscopia oferece uma excelente visibilidade da cavidade pleural, nomeadamente ao nível do seio costodiafragmático, possível local de passagem da artéria sistémica, cuja identificação constitui a principal dificuldade. Esta visibilidade, e portanto o conforto do procedimento cirúrgico, está no entanto dependente de uma boa exclusão pulmonar homolateral, nomeadamente para a SIL. Não há maior morbidade ou mortalidade do que na toracotomia [76]. Para além das vantagens estéticas, há menos dor no pós-operatório e no internamento hospitalar e, a longo prazo, menos consequências músculo-esqueléticas [77, 78].

A conversão para toracotomia continua, evidentemente, a ser uma opção, nomeadamente em caso de problemas vasculares ou anestésicos, ou de dificuldades operatórias (aderências, dilatação intestinal importante, etc.).

Num estudo chinês, Liu relatou 18 casos de EM tratados toracoscopicamente (2 SEL, 16 SIL), dos quais apenas um caso de SEL foi convertido para toracotomia devido a uma lesão da artéria sistémica com a ocorrência de um grande hemotórax [78].

Na nossa série, optou-se pela toracoscopia em 8 doentes (50%), mas esta abordagem permitiu tratar a EM em 31,25% dos casos (5 doentes). Os motivos de conversão foram hemorragia incontrolável num caso e dificuldades de dissecção nos restantes 2 casos.

iii. Tempo de funcionamento correto

O procedimento tem duas fases, que se dividem progressivamente em exploração e tratamento.

A primeira e mais importante fase da cirurgia de sequestro pulmonar é o controlo do vaso sistémico.

O principal objetivo da **exploração cirúrgica** é visualizar e identificar a artéria de alimentação. A artéria deve ser controlada com muito cuidado, dada a fragilidade da sua parede embrionária e a sua elasticidade. Isto significa que é necessário um controlo ótimo para evitar a retração para o mediastino ou através do orifício aórtico do diafragma, tornando o controlo difícil ou mesmo impossível. Foram descritos alguns casos de hemorragia intra-operatória fatal quando o diagnóstico é desconhecido, o que exige sempre uma palpação e dissecção cuidadosa do ligamento triangular [2]. A exploração de toda a cavidade pleural está naturalmente indicada, bem como do mediastino. Pode estar associado a outro MBP (MAKP, quisto broncogénico), ou a uma hérnia diafragmática, que devem ser tratados ao mesmo tempo, ou biopsiados dependendo dos achados per-operatórios.

***S* Sequestrectomia**

A EM é melhor tratada por exérese electiva, uma vez que esta malformação está bem separada do pulmão normal pelo seu próprio envelope pleural. Não é necessária a secção do parênquima. O SEL tem um pedículo arterio-venoso, ou mesmo um pedículo bronco-arterio-venoso se comunicar com o trato digestivo. O pedículo deve, portanto, ser dissecado e a secção de ligadura de cada elemento deve ser efectuada separadamente. Estes princípios aplicam-se à VS intra-torácica, intra-diafragmática e sub-diafragmática [39].

Na nossa série, a sequestrectomia foi efectuada em 11 casos de SEL.

***S* Lobectomia**

Este é o tratamento de eleição para o SIL. Uma vez conseguido o controlo da artéria sistémica por ligadura-secção, a ressecção depende da localização, sendo mais ou menos típica e sistematizada [79].

A lobectomia deve respeitar as regras gerais da cirurgia pulmonar. Isto implica as seguintes etapas:

- Dissecção do pedículo e da cissura acessível
- Ligadura das artérias depois de terem sido identificadas
- Ligadura das veias superficiais
- A dissecção do brônquio é um passo importante que só deve ser realizado depois de a topografia ter sido corretamente identificada para evitar quaisquer

erros [80].

Após o exercício, dois imperativos devem ser respeitados [80,81]:

- É necessária a aerostase e a hemostase do corte pleural.

A hermeticidade da sutura brônquica é verificada através da imersão do coto brônquico em soro fisiológico.

- São inseridos um ou dois drenos pleurais, verificando se estão a funcionar corretamente.

S Segmentectomia

É raramente indicada [82].

Na nossa série, nenhum doente foi submetido a segmentectomia.

S Pneumonectomia direita ou esquerda

São excecionalmente indicadas, mas são necessárias em casos de sequestro de todo o pulmão [83].

b- Tratamento endovascular

Alguns autores sugerem tratar apenas a anomalia vascular sistémica sem ressecar a EM, ou seja, obliterar a artéria sistémica como único tratamento para o sequestro [84].

i. Princípios

Com a oclusão da artéria sistémica, alguns autores esperam que o sequestro regrida ou mesmo desapareça. Este procedimento baseia-se na observação de casos de seqüestros pulmonares que involuíram espontaneamente, seja no período pré-natal [20] e/ou pós-natal [85]. Esta involução e desaparecimento espontâneos são atribuídos ao infarto da MBP [85]. Evidentemente, esta opção terapêutica tem a vantagem de ser menos invasiva que a toracotomia, principal argumento de seus defensores.

ii. Métodos e abordagens

Embora a ligadura toracoscópica tenha sido relatada por Watine em 1994, a embolização está atualmente a ser desenvolvida em alguns centros. Os agentes oclusivos utilizados são principalmente as bobinas [86-87]. O problema coloca-se mais ao nível da via de acesso arterial, sobretudo nos muito jovens. Para além da via femoral comum, alguns autores sugerem a cateterização da artéria umbilical nos recém-nascidos [88].

iii. Indicações

A embolização da artéria sistémica deve ser considerada em caso de insuficiência cardíaca com instabilidade hemodinâmica, ou em caso de hemoptise [86]. Alguns autores relatam casos de embolização prévia à ressecção cirúrgica, com o objetivo de reduzir o risco de hemorragia [86]. A embolização como tratamento curativo da EM é defendida por alguns autores, tendo em conta a possibilidade de regressão espontânea [85]. A embolização pode ser justificada em crianças assintomáticas com EM e provavelmente de tamanho razoável. Salienta-se o seu carácter menos invasivo, mas não isento de complicações. Este tratamento precisa de ser avaliado em termos de indicações, idade em que o procedimento deve ser efectuado, complicações e métodos de seguimento radiológico, de modo a limitar a exposição à radiação nestas crianças.

iv. Complicações

As complicações locais da cateterização da artéria femoral comum são o hematoma no local da punção, a fístula arteriovenosa e, sobretudo, a trombose, cuja consequência imediata é a isquémia aguda do membro [88].

As complicações trombo-embólicas podem ocorrer à distância do local de punção e, portanto, também após a cateterização da artéria umbilical. Adelman relatou um caso de hipertensão arterial de longa duração após este procedimento, com trombose da artéria renal e atrofia renal secundária [89].

Após o procedimento, pode ocorrer hipertensão arterial transitória, provavelmente de origem trombo-embólica, além de dor, hipertermia ou pleurisia reativa. As bobinas podem também migrar, repermeabilizando a artéria sistémica [89].

O tratamento terapêutico da sequestração por embolização requer um seguimento radiológico mais próximo e prolongado do que o tratamento cirúrgico. Este seguimento é imperativo no caso de um sequestro deixado no local, especialmente porque a embolização não é 100% efectiva, quer porque a artéria está repermeabilizada, quer porque existe uma artéria adicional não embolizada [86].

Na literatura, a taxa de insucesso é estimada entre 15 e 80% [18].

Na nossa série, nenhuma criança beneficiou de tratamento endovascular.

4. Indicações terapêuticas

a- Indicações para o tratamento in utero

A suspeita pré-natal de EM requer um acompanhamento regular com ecografias mais frequentes para monitorizar a evolução da lesão.

[eme]Se a lesão estabilizar ou regredir, a monitorização regular da gravidez é suficiente, e o parto deve ser agendado numa maternidade de 3 níveis para garantir melhores cuidados ao recém-nascido [27].

A intervenção frequente pode ser considerada em caso de complicações e na ausência de outras malformações associadas ou aberrações cromossómicas [90].

O objetivo é preservar a vida da carga e evitar o desenvolvimento de hipoplasia pulmonar irreversível e hipertensão arterial pulmonar [91]. A decisão deve ser multidisciplinar, envolvendo o cirurgião pediátrico, o obstetra e o anestesista. É necessária uma entrevista com os pais e uma discussão sobre os benefícios e riscos.

No caso de polihidrâmnio com desvio mediastinal importante, podem ser propostas amniocentese repetida, drenagem fretal pleural e derivação toracoamniótica sob controlo vídeo-endoscópico ou ecográfico [27, 46,59,91].

A lobectomia fretal é uma alternativa se não houver melhoria [64].

A partir das 32 semanas de amenorreia, o parto prematuro é necessário para a exérese pós-natal [65,92].

As complicações terapêuticas são dominadas pela rutura das membranas, parto prematuro, corio-amniotite, efeitos secundários dos tocolíticos e a necessidade de cesariana nas gravidezes subsequentes.

b- Tratamento pós-natal

Quem deve operar

> Formas sintomáticas

Nos doentes sintomáticos, existe um consenso unânime sobre a indicação da terapêutica [18].

> Formas assintomáticas

Embora a indicação para o tratamento da EM sintomática seja clara, o tratamento da EM assintomática continua a ser objeto de controvérsia [18]. Alguns acreditam que o risco da cirurgia é maior do que o risco de complicações [18,44].

Outros autores defendem o tratamento precoce por uma série de razões. Em primeiro lugar, existe o risco de complicações, especialmente infecções pulmonares, tornando a remoção da malformação mais difícil e a evolução pós-operatória menos simples. Além disso, a remoção precoce da malformação deve permitir o crescimento ótimo do pulmão saudável, que ainda está comprimido pela lesão [93]. No entanto, não houve evidência clara de benefício entre a cirurgia preventiva e a abordagem conservadora em pacientes assintomáticos.

Estudos prospectivos multicêntricos, na melhor das hipóteses aleatórios, com um longo período de acompanhamento, podem ajudar a otimizar a gestão das formas assintomáticas.

Quando atuar?

As formas sintomáticas não colocam qualquer problema, uma vez que é aceite que não há limite de idade.

Para as formas assintomáticas, não existe uma idade convencional para a cirurgia. No entanto, quanto maior for a malformação, mais cedo deve ser efectuada a operação.

Por outro lado, em caso de dúvida etiológica, a cirurgia é indispensável, uma vez que as outras malformações (MAKP) apresentam um risco de cancro.

Na nossa série, os doentes assintomáticos foram operados logo que o diagnóstico foi fortemente suspeitado por imagiologia.

Qual é a abordagem?

A viabilidade da toracoscopia depende do estado geral do doente e da experiência do cirurgião.

Esta abordagem pode agravar a insuficiência respiratória pré-existente e o colapso vascular, aumentando a pressão intratorácica.

Por outro lado, o pequeno espaço de trabalho em neonatos e bebés pequenos dificulta o controlo da ligadura vascular e pode ser necessária a conversão [94].

Na nossa série, 5 doentes foram submetidos a cirurgia toracoscópica com sucesso, enquanto 3 doentes necessitaram de conversão para toracotomia.

Qual é o papel da drenagem pleural pós-operatória?

Enquanto que a SIL envolve uma lobectomia com dissecção da tesoura que requer drenagem, a SEL envolve apenas uma sequestrectomia simples e pode não requerer drenagem. Na verdade, é uma escolha da equipa. Para alguns doentes, a drenagem é sistemática e tem como objetivo drenar o ar e o líquido, o que permite controlar ou detetar eventuais complicações, nomeadamente hemorragias, e muitas vezes um único dreno torácico. Por outro lado, a drenagem é um ponto de entrada para infecções nosocomiais e aumenta a estadia pós-operatória [95].

Na nossa série, todos os doentes foram submetidos a drenagem torácica pós-operatória.

VII. ESTUDO ANATOMOPATOLÓGICO

1. **Aspeto macroscópico**

> SIL

O SIL aparece macroscopicamente como uma massa rosada ou amarelada com um limite claro com o segmento vizinho normalmente arejado. O parênquima é frequentemente atelectásico ou distrófico [96].

> SEL

O SEL aparece macroscopicamente como uma massa pulmonar acessória, independente do resto do parênquima pulmonar. O seu aspeto é hepático, violáceo e não-aeroso [96].

2. **Aspeto microscópico**

Microscopicamente, o sequestro consiste em várias cavidades com uma estrutura brônquica ou uma parede de colagénio coberta por epitélio cilíndrico ou achatado. Podem estar presentes áreas de atelectasia ou displasia alveolar [2,23].

3. **Histologia da artéria sistémica**

A artéria que vasculariza um sequestro pulmonar é uma artéria sistémica e tem uma parede mais espessa do que uma artéria pulmonar.

[3,23]. É uma artéria resistente e elástica que pode retrair-se se for transeccionada.

Na nossa série, a exploração cirúrgica e o exame anatomopatológico corrigiram o diagnóstico imagiológico em 8 doentes (8/16), confirmando assim o diagnóstico de EM.

VII. PROBLEMAS DE DIAGNÓSTICO

Os erros de diagnóstico surgem desde a vida pré-natal, quando são observadas imagens variáveis e inespecíficas na ecografia pré-natal. No período pós-natal, as imagens clínicas e radiológicas são variáveis e, por vezes, enganadoras. O problema surge quando uma formação cística é localizada num lobo [32].

1. Malformação pulmonar cística adenomatosa

As MAKP são as malformações pulmonares congénitas mais comuns. Caracterizam-se pela proliferação adenomatóide das estruturas bronquiolares e pela formação de quistos únicos ou múltiplos. Este é o principal diagnóstico diferencial da EM. As duas malformações estão por vezes associadas na mesma lesão, formando assim a EM híbrida [42,43,44].

2. Cisto broncogénico

Pode ou não comunicar com a árvore traqueobrônquica. Caracteriza-se por uma predileção pelos lobos inferiores. O aspeto radiológico é o de uma opacidade homogénea arredondada com um tom aquoso e contornos regulares, muitas vezes únicos. Pode ser observado um nível hidroaéreo se houver comunicação com a árvore traqueobrônquica [97,98].

3. Malformação arteriovenosa

É discutida quando é visualizada uma artéria sistémica aberrante [11]. É um diagnóstico diferencial, especialmente com a EM tipo I de Pryce.

4. Outros

Podem ser discutidos outros diagnósticos, como um tumor pulmonar, um teratoma mediastínico ou uma duplicação digestiva (particularmente um resófago quístico) [97,98,99,100].

O polimorfismo clínico e radiológico do sequestro pulmonar leva a dificuldades diagnósticas e terapêuticas. Este facto ilustra as dificuldades de diagnóstico que os clínicos e mesmo os radiologistas podem enfrentar. O tratamento baseia-se na colaboração multidisciplinar entre pediatras, cirurgiões pediátricos, radiologistas e patologistas. O diagnóstico de certeza é feito por exploração cirúrgica e anatomopatológica.

VIII. EVOLUÇÃO

O resultado do tratamento cirúrgico é geralmente favorável. Raramente, porém, podem surgir complicações.

1. Sequências de funcionamento simples

São observados na maioria dos casos, com boa tolerância à extubação e desaparecimento dos sinais respiratórios e anormalidades radiológicas [28].

2. Complicações intra-operatórias

No intra-operatório, as complicações podem ser vasculares, com lesão da artéria sistémica durante a dissecção, particularmente em ambiente fibro-inflamatório, eventualmente associada a retração vascular para o mediastino posterior ou sub-diafragma. Esta complicação é a mais temida, especialmente porque esta artéria é, por definição, elástica e, portanto, não tem capacidade de vasoespasmo. A ferida pode envolver a aorta, principalmente porque a artéria pode ser curta [101]. Em qualquer caso, a dissecção da artéria deve ser cautelosa e suficiente para permitir a dupla ligadura e secção vascular, poupando um coto a montante, em vez de empurrar para o lado parenquimatoso [78].

As outras complicações são as de qualquer ressecção pulmonar, particularmente no caso de ressecções parenquimatosas maiores, como as lobectomias, com as dificuldades que podem surgir durante o controlo da artéria pulmonar ou da veia pulmonar em causa.

Na nossa série, relatámos um caso de hemorragia per-operatória grave que exigiu a conversão para toracotomia.

3. Complicações pós-operatórias

A morbidade pós-operatória imediata pode chegar a 28% [102,103]. As complicações a temer são principalmente a ocorrência de hemotórax secundário a hemorragia ao nível do coto arterial, e fugas de ar persistentes que podem exigir drenagem pleural prolongada. O empiema pleural também pode ocorrer no pós-operatório, principalmente após seqüestro superinfeccioso [102,104]. Estas complicações podem ocorrer independentemente da via de acesso.

4. Resultados a longo prazo

O resultado pós-operatório a longo prazo é favorável na maioria dos casos, especialmente na ausência de malformações associadas, principalmente cardiovasculares, que podem ser fatais [102].

> Aspectos clínicos

A maioria dos doentes operados são assintomáticos no pós-operatório. Este facto é explicado pela existência de um mecanismo de adaptação alguns meses a alguns anos após a lobectomia. Em casos raros, pode observar-se tosse e/ou pieira que regridem após alguns meses ou anos [32,105,106].

Na nossa série, todos os nossos doentes eram assintomáticos com um seguimento médio de 9 anos.

> Radiologia

A radiografia de tórax é frequentemente normal, sendo a expansão do parênquima mais completa quanto mais precoce for a cirurgia [32].

> **Aspectos funcionais e espirométricos**

Os testes de função respiratória podem mostrar uma síndrome restritiva proporcional ao volume pulmonar ressecado, ou uma amputação de volumes abaixo do volume ressecado, confirmando a teoria do crescimento alveolar compensatório, ou finalmente um aumento da relação entre o volume residual e a capacidade pulmonar total, um indicador de distensão [107].

> **Aparelhos ortopédicos**

São dominadas por distrofias da parede torácica e escoliose, observadas após uma ressecção pulmonar extensa. Algumas equipas propõem a utilização de expansores intratorácicos, cujo volume pode ser modificado em função do crescimento. O objetivo destes expansores é essencialmente limitar a escoliose secundária [108].

> **Costuras estéticas**

Caracterizam-se por uma assimetria torácica ou por uma anomalia no crescimento ou na posição da glândula mamária, que deve ser rastreada, uma vez que o tratamento com uma prótese pode ser proposto após o fim da puberdade.
A cicatriz da toracotomia pode ser inestética, sendo a toracoscopia o melhor meio de prevenção [108].
Na nossa série, não foram observadas sequelas ortopédicas. O aspeto da cicatriz foi satisfatório. Não foi efectuada exploração funcional respiratória.

5. Controlo

> **Nas formas não operadas**, o doente é monitorizado clínica e radiologicamente. O objetivo é detetar complicações e recomendar a cirurgia em tempo útil.

> Os métodos de vigilância **utilizados** são os mesmos.

O objetivo é procurar complicações pós-operatórias e tratá-las precocemente, antes que surjam sequelas. Os nossos doentes foram acompanhados de perto no início, a cada 3 a 6 meses, e depois anualmente. Posteriormente, foram efectuados testes de função respiratória para avaliar os resultados funcionais.

Como já vimos, o sequestro pulmonar continua a ser uma patologia complexa. De facto, o seu diagnóstico pré-operatório e mesmo per-operatório é por vezes difícil. O diagnóstico desta malformação broncopulmonar e a identificação do pedículo vascular, nomeadamente da artéria sistémica aberrante, continua a ser um verdadeiro desafio. Assim

sendo, podemos constatar que a centralização desta patologia numa única unidade especializada seria adequada, de forma a melhor identificar e controlar o diagnóstico de sequestro pulmonar, permitindo assim uma gestão ideal.

Conclusão

I. Introdução

O sequestro pulmonar (SP) é uma malformação broncopulmonar rara, definida como um território pulmonar não funcional que perdeu as suas ligações brônquicas e vasculares normais.

Os avanços da imagiologia e da cirurgia, nomeadamente da toracoscopia, motivaram a realização deste estudo original, que pretende contribuir para o estudo anátomo-clínico-radiológico desta patologia malformativa, através dos dados reportados pelos vários profissionais envolvidos, nomeadamente pediatras, radiologistas pediátricos, cirurgiões pediátricos e anatomopatologistas.

A partir de um estudo retrospetivo de 16 casos de EM diagnosticados e tratados no departamento de cirurgia pediátrica em Monastir durante um período de 29 anos, de 1990 a 2019, tentámos :

- para esclarecer os aspectos etiopatogénicos do sequestro pulmonar,
- estudar as caraterísticas epidemiológicas e clínicas,
- explicar os elementos do diagnóstico radiológico,

-Comparar os diagnósticos imagiológicos com os resultados do exame anatomopatológico,

- discutir as diferentes abordagens à cirurgia de sequestro pulmonar em crianças,
- e discutir os problemas de diagnóstico que podem surgir com outras doenças congénitas ou adquiridas.

II. Materiais e métodos:

Este é um estudo descritivo retrospetivo de 16 casos de sequestro pulmonar tratados no departamento de cirurgia pediátrica do Hospital Fattouma Bourguiba em Monastir. A informação foi recolhida dos registos médicos e dos relatórios radiológicos e operatórios. O diagnóstico positivo baseou-se no estudo anatomopatológico.

III. Resultados

A nossa série incluiu 7 rapazes e 9 raparigas. A idade média foi de 30 meses. A EM foi detectada antes do nascimento em 8 dos 16 casos (50%), com uma duração média de 21 semanas de amenorreia, e foi fortemente sugerida pela visualização de uma artéria sistémica aberrante em 2 dos 8 casos (25%).

Três recém-nascidos e dois bebés foram diagnosticados no período pré-natal com MBP e apresentavam sintomas. Estes eram dificuldades respiratórias neonatais graves que exigiam ventilação mecânica em 2 casos (casos 2 e 4), moderadas num caso (caso 12), bronquiolite aguda num caso (caso 7) e broncopneumopatia febril no caso restante (caso 16).

Nestes doentes, a cirurgia foi programada. Além disso, 3 doentes com 1, 3 e 18 meses de idade, respetivamente (casos 1, 3, 15), nos quais a imagiologia pré-natal suspeitou de MBP, estavam assintomáticos. Dada a ausência de sinais funcionais e a ausência de sinais de gravidade ecográfica durante a imagiologia pré-natal (derrame pleural, desvio do mediastino), optou-se por um acompanhamento clínico e radiológico, sem recurso imediato à cirurgia, até se chegar a um diagnóstico preciso.

Na ausência de diagnóstico pré-natal, 2 pacientes apresentaram bronquiolite aguda, enquanto 3 apresentaram pneumonite febril.

Nos 3 casos restantes (casos 9, 10, 13), o sequestro pulmonar foi resultado da descoberta incidental de uma cúpula diafragmática herniada durante a cirurgia.

Todos os nossos pacientes efectuaram uma radiografia do tórax. Este exame foi efectuado desde o nascimento, no caso do diagnóstico pré-natal. Nos outros doentes, a radiografia do tórax foi efectuada por ocasião de um sinal de alerta respiratório. Revelou opacidade parenquimatosa em 4 doentes (4/16) (25%), de origem posterobasal à esquerda em 1 caso/4 e ocupando o hemicampo pulmonar direito em 3 casos/4. Além disso, apresentava opacidade para-cardíaca esquerda em 2 casos/16 (12,5%), opacidade posterior, retro-cardíaca em um caso/16, clareamento apical esquerdo em um caso e condensação parenquimatosa pulmonar em 3 casos/16 (18,75%). Em 3 doentes (3/16) (18,75%), apresentava clartes digestivos intratorácicos.

Além disso, em 2 doentes (2/16), a radiografia do tórax mostrou um derrame pleural de grandes dimensões. Após drenagem pleural, suspeitou-se do diagnóstico de malformação broncopulmonar, na ausência de melhoria clínica.

A angiotomografia de tórax sugeriu o diagnóstico de seqüestro pulmonar em 7 pacientes (7/16) (43,75%), mostrando condensação parenquimatosa pulmonar alimentada por ramos arteriais sistêmicos em 4 casos/16 (25%) e uma massa de tecido mediastinal alimentada por uma artéria da aorta descendente e drenada por uma veia sistêmica em 3 casos/16 (18,75%). Nestes doentes, a MAKP esteve associada a EM em 2 casos.

Os outros diagnósticos dados foram MAKP isolado em 2 casos (12,50%), quisto broncogénico ou quisto pleuropericárdico ou duplicação resofágica num caso, MAKP associado a quisto broncogénico num caso. Apenas um doente foi operado com o diagnóstico de quisto hidático do pulmão. Para além disso, em 3 doentes (18,75%) foi diagnosticada uma hérnia da cúpula diafragmática esquerda, sem qualquer outra malformação associada. Por fim, apenas num caso foi encontrado um derrame pleural, sem qualquer causa subjacente ou malformação associada.

A angiografia por RM torácica foi realizada num único doente e mostrou uma condensação parenquimatosa pulmonar póstero-basal esquerda, com iso-sinal em T1 e moderado hipersinal em T2, alimentada por vasos sistémicos.

Nos dados imagiológicos, a malformação envolvia o lado esquerdo em 12 casos/16 (75%) e o lado direito em 4 casos/16 (25%).

Todas as crianças foram submetidas a cirurgia. [eme]A abordagem aberta foi efectuada em 8 crianças (8/16) (50%) através de uma toracotomia póstero-lateral centrada no 5° espaço intercostal.

A toracoscopia foi tentada em 8 doentes (8/16) (50%). Esta abordagem permitiu tratar a EM em 31,25% dos casos (5 casos/16).

Os motivos de conversão foram a ocorrência de hemorragia incontrolável num caso e dificuldades de dissecção nos restantes 2 casos. O procedimento de eleição foi a sequestrectomia no SEL (11 casos/16) e a lobectomia nas formas SIL e híbrida (5 casos/16).

Todas as peças cirúrgicas foram enviadas para estudo histológico.

O exame anatomopatológico confirmou o diagnóstico de sequestro pulmonar. O sequestro foi intra-lobar em 4 dos 16 casos (25%) e extra-lobar em 12 dos 16 casos (75%). Todos os doentes tiveram uma evolução pós-operatória favorável. Não se registou qualquer mortalidade. O seguimento médio foi de 9 anos.

Discussão:

O sequestro pulmonar é uma malformação broncopulmonar secundária a uma anomalia que ocorre durante a organogénese pulmonar. É responsável por 0,15 a 6,14% das malformações pulmonares. A EM foi descrita pela primeira vez por Rokitanski em 1861, mas foi Pryce que, em 1946, deu uma definição precisa, introduziu o termo sequestro e propôs uma classificação em intra e extra-lobar. Em 75% dos casos, os SP situam-se entre o diafragma e o lobo inferior (80% à esquerda).

Existem dois tipos de sequestro pulmonar:

- Sequestro extra-lobar (25%): o SEL está rodeado pela sua própria veia visceral sem comunicar com a árvore traqueobrônquica. Está frequentemente associado a outras malformações, sendo as mais comuns as hérnias diafragmáticas, as malformações adenomatóides quísticas e os quistos broncogénicos.
- Sequestro intra-lobar: o tecido não funcional está incluído no parênquima pulmonar e envolvido pelo envelope pleural normal.

[emeeme]O desenvolvimento do seqüestro pulmonar ocorre precocemente na vida

gestacional, entre 5 e 6 semanas de gestação. A teoria de Pryce é a mais adoptada atualmente. Baseia-se numa teoria vascular relacionada com uma vascularização sistémica aberrante e persistente, que é responsável pela malformação pulmonar.
O diagnóstico de sequestro pulmonar é difícil. Os sinais clínicos não são específicos e a anomalia permanece latente durante muito tempo. É sugerido com base em elementos anamnésicos e clínicos combinados com dados imagiológicos. A identificação da vascularização arterial anómala (artérias principais e colaterais) e mesmo da drenagem venosa da zona sequestrada é essencial para confirmar o diagnóstico e orientar a conduta terapêutica, na maioria das vezes cirúrgica. A radiografia torácica frontal pode ser útil para o diagnóstico na presença de opacidade póstero-basal, nomeadamente à esquerda. A TC com contraste é um excelente exame para o diagnóstico e avaliação pré-operatória do sequestro pulmonar. Reconhece a natureza da massa e mostra a artéria sistémica. Na nossa série, a angiografia por TC mostrou condensação parenquimatosa pulmonar alimentada por ramos arteriais sistémicos em 4 casos (25%). Em 3 doentes (18,75%), mostrou uma massa de tecido mediastínico alimentada por uma artéria proveniente da aorta descendente e drenada por uma veia sistémica.
A aortografia deixou de ser utilizada para fins diagnósticos, estando atualmente reservada às técnicas de embolização. O tratamento do sequestro pulmonar é essencialmente cirúrgico. O controlo da artéria alimentadora sistémica é difícil, dada a fragilidade da sua parede embrionária e a sua elasticidade, com risco de retração para o mediastino ou através do diafragma. A cirurgia consiste frequentemente em lobectomia no SIL e sequestrectomia no SEL. A toracoscopia parece ser tecnicamente mais exequível no sequestro extra-lobar. Na nossa série, optámos pela toracoscopia em 8 doentes, com conversão em 3 casos. Os motivos da conversão foram hemorragia incontrolável num caso e dificuldades de dissecção nos restantes 2 casos. As técnicas endovasculares são atualmente propostas para o tratamento do sequestro pulmonar, principalmente em doentes em mau estado geral ou com insuficiência cardíaca. Esta técnica pode não ser suficiente, devendo ser complementada por um procedimento cirúrgico.
Se a indicação cirúrgica não pode ser discutida em doentes sintomáticos, dado o risco de descompensação súbita, imprevisível e dramática, o aumento do diagnóstico pré-natal em formas assintomáticas torna discutível a abordagem conservadora, à custa de um acompanhamento clínico e radiológico atento e vigilante, que continua a ser controverso, com atitudes diferentes consoante o autor.

A fretoterapia fetal é uma modalidade recente em desenvolvimento, que vai desde a amniocentese até à lobectomia fetal. Está indicada nos casos de polihidrâmnio com desvio mediastinal importante, mas não é isenta de riscos.
Se for tratada precocemente, a EM tem um bom prognóstico. A evolução após o tratamento cirúrgico é geralmente favorável. Por último, a formação de jovens cirurgiões em toracoscopia permite operar estes doentes com toda a segurança. Este facto é possível graças aos progressos da anestesia e da reanimação pediátrica.

Conclusão: O sequestro pulmonar pode assumir diferentes formas radio-clínicas, levando por vezes à confusão. Embora a imagiologia tenha registado progressos constantes, continuam a existir dificuldades de diagnóstico. A confirmação continua a ser anatomopatológica através da análise da peça cirúrgica.

Em suma, a criação de um centro especializado em cirurgia das malformações broncopulmonares parece óbvia, com um objetivo comum: organizar melhores cuidados para as crianças. Este projeto baseia-se na coordenação dos diferentes intervenientes: obstetras, neonatologistas, pediatras, radiologistas, cirurgiões pediátricos e patologistas.

APÊNDICE FORMULÁRIO DE RECOLHA DE DADOS

- Caraterísticas da população
- Nome completo
- Data de nascimento
- Género
- Dados da entrevista
- História familiar de malformação broncopulmonar.
- Dados da evolução da gravidez e da ecografia pré-natal
- diagnóstico pré-natal de anomalia pulmonar)
- Incidentes perinatais
- Tempo entre o início dos sinais e o diagnóstico positivo.
- Circunstâncias da descoberta
- Diagnóstico pré-natal
- Dificuldade respiratória
- Dispneia
- Tosse
- Bronco-pneumonia
- Per-operatório
- Dados do exame clínico
- Polipneus
- Sinais de luta
- Diminuição dos murmúrios vesiculares
- Estertores à auscultação
- Febre
- Deformações associadas
- Dados de testes adicionais
- Radiografia do tórax, vista frontal e lateral
- Ecografia torácica com Doppler
- Angiomodensitometria torácica
- Tratamento cirúrgico
- Abordagem
- Conclusões operacionais

- Gestos
- Incidentes
- Drenagem
- Achados anatomopatológicos
- Complicações pós-operatórias
- Desenvolvimento e resultados
- Mortalidade

Referências

1- Aloui-kasbi N, Bellagha I, Hammou A. Sequestro pulmonar: caraterísticas clínicas e radiológicas particulares. Arch Pediatr 2004;11:394-6.

2- Kabiri H, Smahi M, Achir A, Herrak L, Alaziz S, Elmeslout A et al. Pulmonary sequestration. A propos de 5 cas. Med Maghr 2000;83: 7-12.

3- Pryce DM. Artéria pulmonar acessória inferior com sequestro intralobar do pulmão; relato de sete casos. J Pathol Bacteriol 1946;58:457-67.

4- Clements BS, Warner JO. Sequestro pulmonar e malformações broncopulmonares-vasculares congénitas relacionadas: nomenclatura e classificação baseadas em considerações anatómicas e embriológicas. Thorax 1987;42:401-8.

5- Zhang SX, Wang HD, Yang K, Cheng W, Wu W. Revisão retrospetiva do diagnóstico e tratamento do sequestro pulmonar em 28 pacientes: cirurgia ou técnicas endovasculares? J Thorac Dis 2017;9:5153-60.

6- Qian X, Sun Y, Liu D, Wu X, Wang Z, Tang Y. Sequestro pulmonar: relato de caso e revisão da literatura. Int J Clin Exp Med 2015;8:21822-5.

7- Bousetta K, Aloui-Kasbi N, Fitouri Z, Sammoud A, Becher SB, Hammou A et al. Malformações pulmonares congénitas: contribuição da imagiologia. J Pediatr Pueric 2004;17:370-9.

8- Salles M, Deschildre A, Bonnel C, Dubos JP, Bonnevalle M, Devismes L et al. Diagnóstico e tratamento das malformações broncopulmonares congénitas: análise de 32 observações. Arch Pediatr 2005;12:1703-8.

9- Wei Y, Li F. Sequestro pulmonar: uma análise retrospetiva de 2625 casos na China. Eur J Cardiothorac Surg 2011;40:e39-42.

10- Berteloot L, Bobbio A, Millischer-Bellaiche AE, Lambot K, Breton S, Brunelle F. Malformações pulmonares congénitas, o ponto de vista do radiologista. Revue des Maladies Respiratoires 2012;29:820-35.

11- Walker CM, Wu CC, Gilman MD, Godwin JD, Shepard JA, et al. O espetro de imagem do sequestro broncopulmonar. Curr Probl Diagn Radiol 2014;43:100-14.

12- Kolls JK, Kiernan MP, Ascuitto RJ, Ross-Ascuitto NT, Fox LS. Seqüestro pulmonar intralobar apresentando-se como insuficiência cardíaca congestiva em um neonato. Chest 1992;102:974-6.

13- Frazier AA, Rosado de Christenson ML, Stocker JT, Templeton PA. Sequestro intralobar: correlação radiológica-patológica. Radiographics 1997;17:725-45.

14- Tashtoush B, Memarpour R, Gonzalez J, Gleason JB, Hadeh A. Sequestro pulmonar: uma série de casos de 29 pacientes e revisão. J Clin Diagn Res 2015;9:05-8.

15- Savic B, Birtel FJ, Tholen W, Funke HD, Knoche R. Sequestro pulmonar:

relato de sete casos e revisão de 540 casos publicados. Thorax. 1979;34:96-101.
16- Corbett HJ, Humphrey GME. Sequestro pulmonar. Paediatr Respir Rev 2004;5:59-68.
17- Al-Salem AH. Um guia ilustrado de cirurgia pediátrica. Sequestro pulmonar Capítulo 53 2014;393-399.
18- Khen-Dunlop N, Farmakis K, Berteloot L, Gobbo F, Stirnemann J, De Blic J et al. Sequestros broncopulmonares num centro pediátrico: práticas em curso e gestão debatida. Eur J Cardiothorac Surg 2018;54:246-51.
19- Ou J, Lei X, Fu Z, Huang Y, Liu E, Luo Z, et al. Sequestro pulmonar em crianças: uma análise clínica de 48 casos. Int J Clin Exp Med 2014;7:1355-65.
20- Gezer S, Ta stepe I, Sirmali M, Findik G, Turut H, Kaya S et al. Sequestro pulmonar: uma série de 27 casos numa única instituição. J Thorac Cardiovasc Surg 2007;133:955-9.
21- Van Raemdonck D, De Boeck K, Devlieger H, Demedts M, Moerman P, Coosemans W et al. Sequestro pulmonar: uma comparação entre pacientes pediátricos e adultos. Eur J Cardiothorac Surg 2001;19:388-395.
22- Halkic N, Cuenoud PF, Corthesy ME, Ksontini R, Boumghar M. Sequestro pulmonar: uma revisão de 26 casos. Eur J Cardiothorac Surg 1998;14:127-33.
23- Kabiri H, Atoini F, Zidane A, Jidal M, Arsalane A, Rguibi M et al. Sequestro do segmento posterobasal do lobo inferior direito do pulmão. Annales de Chirurgie 2006;131: 547-549.
24- Sane SM, Girdany BR. Cistos e neoplasias no pulmão infantil. Semin. Roentgenol 1972;7:25-32.
25- Ben Abdallah R, Bouthour H, Hellal Y, Ben Malek R, Gharbi Y, Kaabar N. Les Malformations Broncho-Pulmonaires: Aspects diagnósticos radiológicos e terapêuticos. La tunisie medicale 2013;91:66-9.
26- Hourrier S, Salomon L.J, Bault J.P, Dumez Y, Ville Y. Malformações congénitas do pulmão: diagnóstico e tratamento pré-natal. Rev Mal Respir 2011;28:1017-24.
27- Lecomte B, Hadden H, Coste K, Gallot D, Laurichesse H, Lemery D et al. Hyperechoic congenital lung lesions in a non-selected population: from prenatal detection till perinatal management. Prenat Diagn 2009; 29:1222-30.
28- Truitt AK, Carr SR, Cassese J, Kurkchubasche AG, Tracy TF Jr, Luks FI. Gestão perinatal de lesões pulmonares císticas congénitas na era da cirurgia minimamente invasiva. J Pediatr Surg 2006;41:893-6.
29- Corbett HJ, Humphrey GM. Sequestro pulmonar. Paediatr Respir Rev 2004;5:59-68.
30- Nagar R, Butter A, Brahm G, Price A. Sequestro pulmonar causando insuficiência cardíaca grave que requer lobectomia em um bebê prematuro

extremo. J Pediatr Surg Case Rep 2015;3:415-8.

31- Divjak N, Vasseur Maurer S, Giannoni E, Vial Y, de Buys Roessingh A, Wildhaber BE. Sequestro broncopulmonar com derrame pleural mórbido neonatal, apesar do tratamento pré-natal bem-sucedido. Front Pediatr 2017;5:259.

32- Khemiri M, Khaldi F, Hamzaoui A, Chaouachi B, Hamzaoui M, Ben Becher S et al. Cystic pulmonary malformations: clinical and radiological polymorphism. A propos de 30 observations. Rev Pneumol Clin 2009;65:333-40.

33- Durand Ch, Garel C, Nugues F, Baudain P. L'echographie dans la pathologie thoracique de l'enfant. Journal de radiologie 2001;82: 729-737.

34- Mama N, Dhifallah M, Ben Aicha S, Kadri K, Arifa N, Hasni I et al. Imagens de TC de lesões pulmonares excisadas. Feuill Radiol 2014;54:69-83.

35- Lee EY, Dillon JE, Callahan MJ, Voss SD. Avaliação angiográfica por TC multidetectores 3D de sequestro pulmonar extralobar com drenagem venosa anómala para a veia mamária interna esquerda num doente pediátrico. Br J Radiol 2006;79:e99-102.

36- Berrocal T, Madrid C, Novo S, Gutierrez J, Arjonilla A, GomezLeon N. Anomalias congénitas da árvore traqueobrônquica, pulmão e mediastino: embriologia, radiologia e patologia. Radiografia 2004;24:e17.

37- Lee CK, Lee CH, Baliski C, Zetler P. Sequestro pulmonar extralobar retroperitoneal que imita um feocromocitoma. Histopatologia 2008;52:525-7.

38- Lin CH, Chuang CY, Hsia JY, Lee MC, Shai SE, Yang SS, et al. Sequestro pulmonar - diferenças no diagnóstico e tratamento numa única instituição. J Chin Med Assoc 2013;76:385-9.

39- Sancak T, Cangir AK, Atasoy C, Ozdemir N. O papel da angiografia por RM tridimensional com contraste no sequestro pulmonar. Interact Cardiovasc Thorac Surg 2003;2:480-2.

40- Sauvanet A, Regnard JF, Calanducci F, Rojas-Miranda A, Dartevelle P, Levasseur P. Sequestro pulmonar. Aspectos cirúrgicos baseados em 61 casos. Rev Pneumol Clin 1991;47:126-132.

41- Yue SW, Guo H, Zhang YG, Gao JB, Ma XX, Ding PX. O valor clínico da angiografia tomográfica computorizada para o diagnóstico e planeamento terapêutico de doentes com sequestro pulmonar. Eur J Cardiothorac Surg 2013;43:946-51.

42- Conran RM, Stocker JT. Sequestro extralobar com malformação adenomatóide cística congénita frequentemente associada, tipo 2: relato de 50 casos. Pediatr Dev Pathol 1999;2:454-63.

43- Cebeci B, Erener-Ercan T, Babayigit A, Agirgol E, Buyukkale G,

Qetinkaya.M. Co-Existência de Malformação Adenomatóide Cística Congénita e Sequestro Pulmonar num Recém-Nascido com Pneumotórax Espontâneo: Relato de Caso e Revisão da Literatura. Med Bull Haseki 2019;57:211-214.

44- Orpen N, Goodman R, Bowker C, Lakhoo K. Sequestro pulmonar intralobar com malformação cística adematosa congénita e displasia rabdomiomatosa. Pediatr Surg Int. 2003;19(8):610-1.

45- Nunes C, Pereira I, Araújo C, Santo SF, Carvalho RM, Melo A et al. Malformações broncopulmonares fetais. J Matern Fetal Neonatal Med 2015;28:1996-2000.

46- Mallmann MR, Geipel A, Bludau M, Matil K, Gottschalk I, Hoopmann M et al. Sequestro broncopulmonar com derrame pleural maciço: derivação pleuroamniótica vs ablação vascular a laser intrafetal. Ultrassom Obstétrico Ginecológico 2014; 44:441.

47- Delacourt C, Remy-Jardin M, Revillon Y, Piegay F. Tratamento de malformações broncopulmonares em crianças. Rev Mal Respir Atual 2011;3:158-61.

48- Cavoretto P, Molina F, Poggi S, Davenport M, Nicolaides KH. Diagnóstico pré-natal e resultado de lesões pulmonares fetais ecogénicas. Ultrasound Obstet Gynecol 2008;32:769-83.

49- Pinto RM, Araujo Junior E, Augusto LC, Costa JI, Dias DA, Aguiar LB et al. Regressão espontânea de sequestro pulmonar intralobar durante a gestação: relato de dois casos através de relações entre massa e biometria fetal e revisão da literatura. J Matern Fetal Neonatal Med 2016;29:1720-4.

51- Andrade CF, Ferreira HP, Fischer GB. Malformações congénitas do pulmão. J Bras Pneumol 2011;37:259-71.

52- Kim HK, Choi YH, Ryu SM, Chae YS, Sohn YS, Kim HJ. Sequestro pulmonar extralobar retroperitoneal infradiafragmático infetado: relato de um caso. J Korean Med Sci 2005;20:1070-2.

53- Fabre D, Rohnean A, Fadel E, Dartevelle PG. Dilatação aneurismática gigante de uma artéria sequestrada pulmonar intralobar. Eur J Cardiothorac Surg 2009;36:413-4.

54- Yamasaki M, Suzuki M, Misumi H, Abe K, Ito J, Kawazoe K. Cirurgia híbrida para sequestro pulmonar intralobar com aneurisma da aorta. Ann Thorac Surg 2014;98:e11-3.

55- Chatelain S, Comp RA, Grace RR, Sabbath AM. Cardiomiopatia induzida por sequestro pulmonar em um homem de 50 anos. Tex Heart Inst J 2015;42:63-5.

56- Li X, He W, Li J, Ouyang R, Chen P, Peng H, et al. Sequestro pulmonar associado a marcadores tumorais séricos aumentados e nível elevado de valor de captação padrão em PET / CT: um relato de caso e revisão da literatura. Medicina 2018;97:e11714.

57- Shiota Y, Kitade M, Furuya K, et al. Um caso de sequestro pulmonar intralobar com níveis séricos elevados de CA19-9. Ata Med Okayama 1988;42:297-300.

58- Dong J, Cai Y, Chen R, Du S, Chen Y, Shi K. Um relato de caso e uma breve revisão da literatura de sequestro pulmonar com níveis séricos elevados de antigénio de hidratos de carbono 19-9 J Nippon Med Sch 2015;82:211-5.

59- Yoshitake S, Hayashi H, Osada H, Kawahara M. A laparotomia de emergência ajudou na ressecção de um sequestro pulmonar intralobar com choque hemorrágico. Euro J Cardio-Thorac 2013;43:190-2.

60- Witlox RS, Lopriore E, Walther FJ, Rikkers-Mutsaerts ER, Klumper FJ, Oepkes D. Tratamento com laser de agulha única com drenagem de hidrotórax em sequestro broncopulmonar fetal com hidropisia. Ultrasound in Obstetrics & Gynecology: Ultrasound Obstet Gynecol 2009;34:355-7.

61- Ruano R, de A Pimenta EJ, Marques da Silva M, Maksoud JG, Zugaib M. Ablação percutânea intra-uterina a laser do vaso anómalo no sequestro pulmonar. J Ultrasound Med 2007;26:1235-41.

62- Nicolini U, Cerri V, Groli C, Poblete A, Mauro F. Uma nova abordagem para o tratamento pré-natal do sequestro pulmonar extralobar. Prenat Diagn 2000;20:758-60.

63- Bermudez C, Perez-Wulff J, Bufalino G, Sosa C, Gomez L, Quintero RA. Escleroterapia percutânea guiada por ultrassom para sequestro broncopulmonar intralobar fetal complicado. Ultrasound Obstet Gynecol 2007;29(5):586-9.

64- Anandakumar C, Biswas A, Chua TM, Choolani M, Chia D, Wong YC et al. Terapia fetal intra-uterina direta num caso de sequestro broncopulmonar associado a hidropisia fetal não imune. Ultrasound in Obstetrics & Gynecology: Ultrasound Obstet Gynecol 1999;13(4):263-5.

65- Adzick NS, Harrison MR, Crombleholme TM, Flake AW, Howell LJ. Fetal lung lesions: management and outcome. Am J Obstet Gynecol 1998;179:884-9.

66- Grethel EJ, Wagner AJ, Clifton MS, Cortes RA, Farmer DL, Harrison MR et al. A intervenção fetal para lesões de massa e hidropisia melhora o resultado: uma experiência de 15 anos. J Pediatr Surg 2007;42:117-23.

67- Zhou H, Tang S, Fu Q, Yu L, Liu L. Cirurgia híbrida no tratamento de sequestro pulmonar com vaso de alimentação da aorta abdominal: relato de caso. J Cardiothorac Surg 2018;13:44.

68- Zhang N, Zeng Q, Chen C, Yu J, Zhang X. Distribuição, diagnóstico e tratamento do sequestro pulmonar: relato de 208 casos. J Pediatr Surg 2019; 54: 1286-1292.

69- Brown SC, De Laat M, Proesmans M, De Boeck K, Van Raemdonck D, Louw J et al. Estratégias de tratamento para sequestro pulmonar na infância: ressecção, embolização, observação? Ata Cardiol 2012;67:629-34.
70- Shen JF, Zhang XX, Li SB, Guo ZH, Xu ZQ, Shi XS, et al. Cirurgia toracoscópica videoassistida completa para sequestro pulmonar. J Thorac Dis 2013;5:31-35.
71- Yasser A K. Gestão Contemporânea de Sequestro Pulmonar. Acesso Aberto J Surg 2018;9:555756.
72- Bal S, Elshershari H, Celiker R, Celiker A. Sequelas torácicas após toracotomias em crianças com doença cardíaca congénita. Cardiol Young 2003;13:264-7.
73- Findik G, Gezer S, Sirmali M, Turut H, Aydogdu K, Tastepe I et al. Toracotomias em crianças. Pediatr Surg Int 2008;24:721-5.
74- Shen JF, Zhang XX, Li SB, Guo ZH, Xu ZQ, Shi.XS, et al. Cirurgia toracoscópica videoassistida completa para sequestro pulmonar. J Thorac Dis 2013;5:31-35.
75- Rothenberg SS. Primeira década de experiência com lobectomia toracoscópica em bebés e crianças. J Pediatr Surg 2008;43:40:4.
76- Motono N, Iwai S, Funasaki A, Sekimura A, Usuda K, Uramoto H. Ressecção pulmonar toracoscópica guiada por fluorescência verde indocianina para sequestro pulmonar intralobar: relato de caso. J Med Case Rep 2019;13:228.
77- Albanese CT, Sydorak RM, Tsao K, Lee H. Thoracoscopic lobectomy for prenatally diagnosed lung lesions. J Pediatr Surg 2003;38:553-5.
78- Bal S, Elshershari H, Celiker R, Celiker A. Sequelas torácicas após toracotomias em crianças com doença cardíaca congénita. Cardiol Young 2003;13:264-7.
79- Liu C, Pu Q, Ma L, Mei J, Xiao Z, Liao H, et al. Cirurgia torácica videoassistida para sequestro pulmonar em comparação com toracotomia posterolateral. J. Thorac Cardiovasc Surg 2013;146:557-61.
80- Choudhury SR, Chadha R, Mishra A, Kumar V, Singh V, Dubey NK. Lung resections in children for congenital and acquired lesions (Ressecções pulmonares em crianças para lesões congénitas e adquiridas). Pediatr Surg Int 2007;23:851-859.
81- Malta JM, De Lagausie P. Técnicas cirúrgicas para exérese pulmonar em crianças. [eme]In: XXIII Seminário de ensino de cirurgia visceral pediátrica. A cirurgia torácica da criança. Nancy;2004. p.21-34.
82- Brouchet L, Marcheix B, Renaud C, Berjaud J, Dahan M. Exérese pulmonar

parcial. EMC, Techniques chirurgicales-thorax, 42 350,2005.
83- Inoue T, Oizumi H, Nakamura M, Sadahiro M. Segmentectomia Anatómica Toracoscópica de Acesso ao Porto para Sequestro Pulmonar Intralobar Pediátrico. Thorac Cardiovasc Surg Rep 2014;3:42-4.
84- Yucel O, Gurkok S, Gozubuyuk A, Caylak H, Sapmaz E, Kavakli K. Diagnóstico e tratamento cirúrgico do sequestro pulmonar. Thorax Cardiovasc Surg 2008;2013:154-7.
85- Zener R, Bottoni D, Zaleski A, Fortin D, Malthaner RA, Inculet RI, et al. Embolização transarterial de sequestro pulmonar intralobar em um adulto jovem com hemoptise. J Thorac Dis 2017;9:E188-E193.
86- Yoon HM, Kim EA, Chung SH, Kim SO, Jung AY, Cho YA et al. Sequestro pulmonar extralobar em neonatos: O curso natural e os fatores preditivos associados à regressão espontânea. Eur Radiol 2017;27:2489-96.
87- Healy J, Healey A, Kitley C. Embolização de sequestro pulmonar intralobar sintomático - Uma opção de tratamento minimamente invasiva. Radiol Case Rep 2019;14:759-62.
88- Tratamento endovascular de sequestro pulmonar com endoprótese torácica: dois relatos de caso: Erratum. Medicina (Baltimore) 2019;98:e17603.
89- Park ST, Yoon CH, Sung KB, Yoon HK, Goo DE, Kim KS et al. Sequestro pulmonar num recém-nascido: tratamento com embolização arterial. J.Vasc Interv Radiol 1998;9:648-50.
90- Adelman RD, Morrell RE. Coartação da aorta abdominal e estenose da artéria renal relacionadas com a colocação de um cateter na artéria umbilical num recém-nascido.Pediatrics. 2000;106:E36.
91- Stanton M, Davenport M. Management of congenital lung lesions (Gestão de lesões pulmonares congénitas). Early Hum Dev 2006;82:289-95.
92- Gottschalk I. Strizek B. Mallmann MR Muller A. Geipel A. Gembruch U et al. Resultado do sequestro broncopulmonar com derrame pleural maciço após ablação a laser vascular intrafetal. Diagnóstico Fetal Ther 2018;44:149-55.
93- Goldstein RB. A practical approach to fetal chest masses. Ultrassom Q. 2006;22:177-94.
94- Wani SA, Mufti GN, Bhat NA, Baba AA. Sequestro pulmonar: diagnóstico e tratamento precoces. Case Rep Pediatr 2015; 454860.
95- Zoeller C, Ure BM, Dingemann J. Complicações perioperatórias de procedimentos pulmonares toracoscópicos assistidos por vídeo em neonatos e bebés. Eur J Pediatr Surg 2018;28:163-170.
96- Cheng K, Yuan M, Xu C, Yang G, Liu M. Um tubo torácico pode não ser necessário em crianças com lobectomia toracoscópica. Medicina (Baltimore)

2019;98:e15857.
97- Pefoubou Y, Galloy MA, Mainard L, Pecastaings M, Antunes L, Demiscault G. Sequestros pulmonares: contribuição das novas técnicas de imagem no feto e no neonato. Feuill Radiol 2005; 45:97-106.
98- Michaux H, Noel JB, Besnard M, Prevot M, Sauvage PJ. Sequestro extra-lobar associado a um quisto broncogénico. Relato de um caso. J Radiol 2010;91:1164-7.
99- Ko SF, Ng SH, Lee TY. Imagiologia não invasiva do sequestro bronco-pulmonar. Am J Roentgenol 2000;175:1005-12.
100- C Hafsa, M Belguith, M Golli, H Rachdi, S Kriaa, A Elamri et al. Imagerie du cyst hydatique du poumon chez l'enfant. Editions Francises de Radiologie 2005;86:405-10.
101- Nagasaka S, Kina S, Arimoto Y, Yokote F, Uchida T, Matsubara H. Sequestro extralobar localizado raro com malformação adenomatóide cística congênita: um relato de caso. Surg Case Rep 2017 ;3:47.
102- de Lagausie P, Bonnard A, Berrebi D, Petit P, Dorgeret S, Guys JM. Cirurgia toracoscópica videoassistida para sequestro pulmonar em crianças. Ann. Thorac. Surg 2005 Oct; 80 (4): 1266-9.
103- Alsumrain M, Ryu JH. Sequestro pulmonar em adultos: uma revisão retrospetiva de casos ressecados e não ressecados. BMC Pulm Med 2018;18:97.
104- Berna P, Cazes A, Bagan P, Riquet M. Sequestro intralobar em pacientes adultos. Interac Cardiovasc Thorac Surg 2011;12(6):970-2.
105- Albanese CT, Rothenberg SS. Experiência com 144 lobectomias toracoscópicas pediátricas consecutivas. J Laparoendosc Adv Surg Tech A 2007;17:339-41.
106- Kumar B, Agrawal LD, Sharma SB. Congenital bronchopulmonary malformations: a single-center experience and a review of literature. Ann Thorac Med. 2008;3:135-9.
107- Shanmugam G, MacArthur K, Pollock JC. Malformações pulmonares congénitas - avaliação e tratamento pré-natal e pós-natal. Eur J Cardiothorac Surg 2005 ;27:45-52.
108- Tocchioni F, Lombardi E, Ghionzoli M, Ciardini E, Noccioli B, Messineo A. Função pulmonar a longo prazo em crianças após lobectomia por malformação pulmonar congénita. J Pediatr Surg 2017;52:1891-7.
109- Lau CT, Wong KK. Cirurgia invasiva mínima pediátrica - lobectomia toracoscópica. Ann Laparosc Endosc Surg 2018;3:94.

Lista de abreviaturas

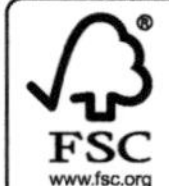

MIX
Papier aus verantwortungsvollen Quellen
Paper from responsible sources
FSC® C105338

Printed by Books on Demand GmbH, Norderstedt / Germany